Rebecca Anderton-Davies

Mein Yoga, mein Flow

Bibliografische Information der Deutschen Nationalbibliothek
Die Deutsche Nationalbibliothek verzeichnet diese Publikation in der Deutschen Nationalbibliografie.
Detaillierte bibliografische Daten sind im Internet über http://d-nb.de abrufbar.

Für Fragen und Anregungen
info@rivaverlag.de

Wichtiger Hinweis
Dieses Buch ist für Lernzwecke gedacht. Es stellt keinen Ersatz für eine individuelle medizinische Beratung dar und sollte auch nicht als solcher benutzt werden. Wenn Sie medizinischen Rat einholen wollen, konsultieren Sie bitte einen qualifizierten Arzt. Der Verlag und die Autorin haften für keine nachteiligen Auswirkungen, die in einem direkten oder indirekten Zusammenhang mit den Informationen stehen, die in diesem Buch enthalten sind.

Ausschließlich zum Zweck der besseren Lesbarkeit wurde auf eine genderspezifische Schreibweise sowie eine Mehrfachbezeichnung verzichtet. Alle personenbezogenen Bezeichnungen sind somit geschlechtsneutral zu verstehen.

1. Auflage 2022

Türkenstraße 89
80799 München
Tel.: 089 651285-0
Fax: 089 652096

Die englische Originalausgabe erschien 2020 bei Yellow Kite, einem Imprint von Hodder & Stoughton, Teil der Hachette UK company, unter dem Titel *The Book of Yoga Self-Practice: 20 tools to help you create and sustain a fulfilling independent yoga practice.*

Übersetzung: Kristina Flemm
Redaktion: Stefanie Heim
Umschlaggestaltung: Manuela Amode
Bildnachweis: alle Illustrationen von Chiara Pennella 2020, © RAD Innovations Ltd 2020; Autorenfoto auf Seite 271 von © Elisabeth Hoff 2020
Layout: feschart print- und webdesign, Michaela Röhler, Leopoldshöhe, angelehnt an das Original von Simon Anderton 2020
Satz: feschart print- und webdesign, Michaela Röhler, Leopoldshöhe
Druck: Firmengruppe APPL, aprinta Druck, Wemding
Printed in Germany

ISBN Print 978-3-7423-2025-4
ISBN E-Book (PDF) 978-3-7453-1770-1
ISBN E-Book (EPUB, Mobi) 978-3-7453-1771-8

Wir produzieren nachhaltig
www.m-vg.de

Weitere Informationen zum Verlag finden Sie unter

www.rivaverlag.de

Beachten Sie auch unsere weiteren Verlage unter www.m-vg.de

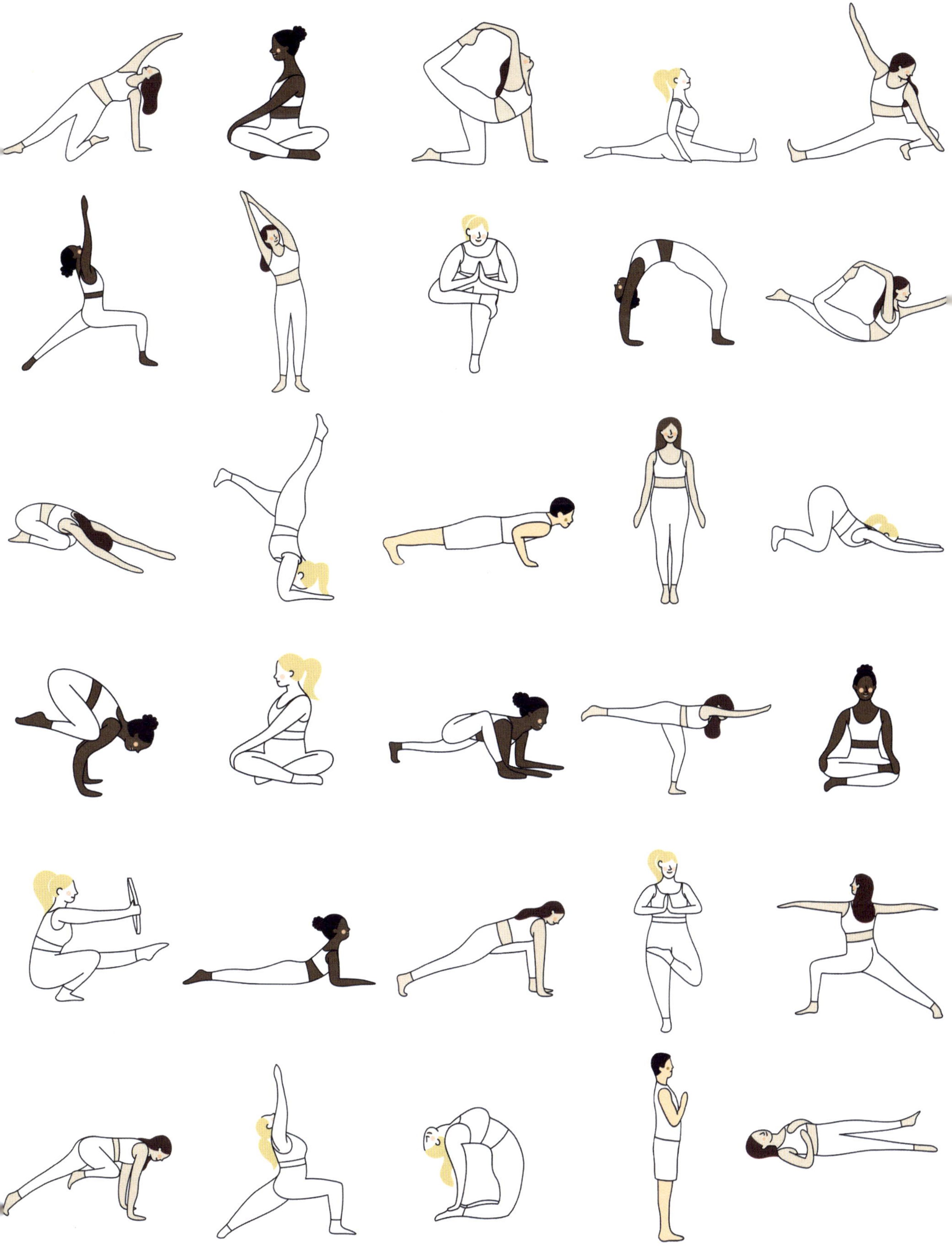

Rebecca Anderton-Davies

Mein Yoga, mein Flow

20 Tools und Inspirationen, mit denen du Sequenzen kreativ gestalten kannst – für eine individuelle und erfüllende Yogapraxis

riva

Für Nick und Quinn.
Meine Jungs.
Meine Liebsten.

Inhalt

Vorwort 9

1 LASS UNS BEGINNEN 11

Dein nächster Schritt auf deiner Yoga-Selbstpraxisreise 12

Das Asana 16

Richtig und falsch in der körperlichen Yogapraxis 22

Warum Vinyasa? 28

Die Tools, die du benötigst, um eine erfüllende Yoga-Selbstpraxis zu entwickeln und aufrechtzuerhalten 30

Zur Benutzung dieses Buchs 36

2 DIE RICHTIGE VORBEREITUNG 39

Das WER
Bin ich bereit für eine Selbstpraxis? 42

Wie du erkennst, dass du für eine Vinyasa-Selbstpraxis bereit bist 46

3 AB AUF DIE MATTE 49

Das WAS
Woher weiß ich, was ich praktizieren soll? 52

#1 Die Haltungswahl 56

#2 Der Ideengenerator 66

#3 Musik 70

#4 Atmung 74

#5 Hineinhorchen 80

Das WIE
Wie gestalte ich selbst einen Flow und strukturiere eine Praxis? 82

Worin besteht der Unterschied? 86

Gestaltung eines Flows 90

#6 Sonnengrüße aufpeppen 94

#7 Mal was Neues 108

#8 Kreative Flows 116

Gestaltung einer Praxis 122

#9 Die Wellenpraxis 126

#10 Die Minipraxis 142

4 AUF DER MATTE BLEIBEN 151

Das WARUM
Warum ist Selbstpraxis wichtig für mich? 154

#11 Das Mantra 158

#12 Was ist dein Warum? 162

Das WANN und WO
Wie setze ich die Selbstpraxis tatsächlich um? 176

#13 Ansprüche herunterschrauben 182

#14 Mit der Matte anfreunden 184

#15 Die Zeit finden 186

5 AUF DER MATTE FORTSCHRITTE MACHEN ... 189

Das WAS-JETZT
Wie stelle ich sicher, dass ich bei der Selbstpraxis Fortschritte mache? ... 192

#16 Auf »Aufnahme« drücken ... 196

#17 Der Rückblick ... 200

#18 Tagebuch führen ... 202

#19 Deine Community finden ... 208

#20 Die Lerntriade ... 212

6 ANTWORTEN AUF DEINE FRAGEN ... 217

Fragen und Antworten ... 220

Die Erfolgscheckliste ... 236

7 ANHANG ... 239

Sanskrit: die Yoga-Sprache ... 242

Vorlagen ... 252

Notizen für meine Yoga-Selbstpraxis ... 264

Weiterführende Literatur ... 266

Meine Geschichte ... 268

Über die Autorin ... 271

Dank ... 272

Ich bin Rebecca
alias RAD

a. k. a. @somewhat_rad

Vorwort

Ich bin Rebecca, die Gründerin von »Yoga Self-Practice«.

»Yoga Self-Practice« ist eine Community, die dir Werkzeuge zur Verfügung stellt, mit denen du eine erfüllende eigenständige Yogapraxis entwickeln und aufrechterhalten kannst.

Meine Priorität liegt darauf, dir Tools vorzustellen, die du in und im Zusammenhang mit deiner Praxis einsetzen kannst. Das hat Vorrang vor dem Vermitteln bestimmter Yogahaltungen oder -flows. Denn die Kraft von Yoga als System – aus Bewegung, Achtsamkeit und Spiritualität – liegt in seiner Vielfalt und Flexibilität. Und nichts ist vielfältiger oder flexibler oder genauer auf dich und deinen Körper und dein Leben abgestimmt als eine Selbstpraxis.

Dieses Buch enthält alle Hilfsmittel, die du benötigst, um deine Yoga-Selbstpraxis zu starten, weiterzuentwickeln und zu verbessern. Es ist die ausführliche Ressource, die ich mir gewünscht hätte, als ich mich auf meine eigene Selbstpraxisreise begab.

Am Ende dieses Buchs erfährst du mehr darüber, wie diese Reise für mich begann. Auf meiner (englischsprachigen) Website www.yoga-self-practice.com findest du weitere hilfreiche Ressourcen. Doch lies nun erst einmal weiter und vergiss nicht: Wenn du dich um deine Yogapraxis kümmerst, kümmert Yoga sich um dich.

Viel Spaß bei der Selbstpraxis!

Lass uns beginnen

Dein nächster Schritt auf deiner Yoga-Selbstpraxisreise

Ich schreibe ganz bewusst »nächster«.

Der erste Schritt war der Augenblick, in dem du beschlossen hast, deine eigenständige Yogapraxis auszuarbeiten oder weiterzuentwickeln.

Du kannst dich von einem Lehrer in einem Kurs anleiten lassen. Du kannst dich von einer Freundin überreden lassen, an einer Yoga-Challenge auf Instagram teilzunehmen. Du kannst halbherzig ein Onlinevideo mitmachen. Aber niemand kann den Schalter für dich umlegen oder dich auf die Matte zwingen, damit du eine Yoga-Selbstpraxis entwickelst oder sie verbesserst.

Deine Willenskraft, deine Entschlossenheit und deine Hingabe zu deiner Praxis und zu dir selbst waren dafür nötig. Diese Eigenschaften – Willenskraft, Entschlossenheit und Hingabe – werden sich verstärken und wachsen, wenn du deine Yoga-Selbstpraxis aufbaust, und diese aufrechterhalten.

Die meisten von uns denken an das körperliche Trainieren der Haltungen, wenn wir über »Yoga« sprechen. Der körperliche Nutzen ist in der Tat häufig das, was uns auf die Matte bringt, zumindest zu Beginn. Doch du bist vermutlich hier, weil du auch die mentalen, emotionalen und vielleicht sogar spirituellen Vorteile genießen möchtest, die mit regelmäßigem, beständigem Praktizieren einhergehen.

Auf all dies weise ich hin, weil ich dir zeigen möchte, dass du die mentalen Muskeln bereits trainierst, die du für deine Selbstpraxis benötigst. Diese mentalen Muskeln werden zu einer Veränderung der physischen Muskeln führen, die wiederum deine mentale Stärke weiterentwickeln werden. Und so wird das immer weitergehen.

Das ist keine unlösbare Aufgabe, die du nie wirst bewältigen können. Du bist schon dabei, sie zu lösen.

Yoga bringt alle Regungen
des Geists zur Ruhe.

योगश्‌चतित्‌तवृत्‌तनिरिधः ॥२॥

yogaś citta-vṛtti-nirodhaḥ

Yogasutrà 1.2

Das Asana

Der Schwerpunkt dieses Buchs liegt auf dem physischen Element der Yogapraxis.

Ich konzentriere mich auf das Asana, weil die meisten Menschen das wundervolle System Yoga über die körperliche Ausübung entdecken.

Aus dem *Yogasutra* – einer Sammlung von 196 Beobachtungen zur Yogatheorie und -praxis, die der bekannte indische Weise Patañjali um das Jahr 400 nach Christus zusammenstellte – geht hervor:

Asana ist nur eines der acht Glieder der Praxis, die der Begriff »Yoga« umfasst.

Die acht Yogaglieder

YAMA
Beherrschung, moralische Vorschriften oder Gelübde

NIYAMA
Positive Pflichten oder Befolgung

ASANA
Körperliche Haltungen

PRANAYAMA
Atemtechniken

PRATYAHARA
Rückzug der Sinne

DHARANA
Fokussierte Konzentration

DHYANA
Meditative Versenkung

SAMADHI
Glückseligkeit oder Erleuchtung

Warum also Asana?
Niemand formuliert es besser als einer der ersten Lehrer, der Yoga in die westliche Welt brachte, B. K. S. Iyengar:

Die Āsana-Praxis bringt Geist und Körper für diese Aufgabe in harmonischen Einklang. Der Geist eilt dem Körper immer voraus. Er bewegt sich in die Zukunft hinein, der Körper ist der Vergangenheit zugewandt, aber das Ich befindet sich in der Gegenwart. Die Koordination dieser drei, die wir im Āsana erlernen, befähigt uns, die Gestalt unserer Visionen in die Substanz unseres Lebens zu verwandeln …

… Im Hinblick auf unseren Körper bedeutet das, dass wir nicht in irgendeinem permanenten Sinn unser Körper sind, es aber aus praktischen Gründen doch sind, weil er das Vehikel ist, über das wir unsere Unsterblichkeit entdecken und wahrnehmen können. Deshalb fängt Yoga beim Körper an.

B. K. S. Iyengar

Daher beginnen wir mit unserem Körper. Wir beginnen mit der körperlichen Praxis. Und dann finden wir langsam Zugang zu allem anderen, was Yoga zu bieten hat.

Die körperliche Praxis bildet das Tor zu den anderen Yogagliedern, vor allem für Menschen (wie uns!), die ihr Leben immer mehr im Digitalen führen.

Wenn man Tage damit verbringt, Worte, Ideen und Geld elektronisch um die ganze Welt zu verschicken, und Abende damit, virtuelle Beziehungen über die sozialen Medien zu pflegen, kann man leicht den Fokus auf das Fassbare, Konkrete verlieren.

Die körperliche Asanapraxis ist ein Schock, häufig ein unglaublich schwerer, der uns zurückbringt zu dem Instrument, das wir benötigen, um alles andere zu erreichen, das wird jedoch häufig ignorieren.

In einem Buch, in dem es um die körperliche Yogapraxis geht, mag es ein bisschen seltsam anmuten, dass es hier keine genauen Anweisungen gibt, wie du eine bestimmte Haltung ausführen solltest. Keine. Absolut keine.

Nichts darüber, wohin du den Fuß oder die Hand setzen, welche Muskeln du anspannen oder wohin du blicken sollst.

Das mag noch seltsamer erscheinen, da der Hauptgrund, nicht mit einer Yoga-Selbstpraxis zu beginnen, für die meisten Menschen in der Angst besteht, sich zu verletzen oder etwas falsch zu machen, wenn kein ausgebildeter Lehrer über sie wacht.

Jedes Buch über Yoga, vor allem eines über die Entwicklung einer Yoga-Selbstpraxis, sollte doch eine Anleitung enthalten, wie man den Herabschauenden Hund ausführt, oder nicht?

Dieses Buch konzentriert sich auf die (körperliche) Yogapraxis. Alles hier zielt darauf ab, dass du zunehmend immer mehr Gelegenheiten für eine Yogapraxis nutzt. Solange du deine Gesundheit auf lange Sicht nicht beeinträchtigst, ist der Inhalt dieser Praxis nicht sonderlich wichtig.

Das möchte ich genauer erklären …

Richtig und falsch in der körperlichen Yogapraxis

Gibt es eine »richtige« Art und Weise, eine Yogahaltung auszuführen?

Namaskaras, oder Bewegungen und Mantras als Rituale bei Sonnenauf- und -untergang, wurden erstmals im *Rigveda* beschrieben, der ältesten Sammlung heiliger hinduistischer Schriften, die über 3500 Jahre alt ist. Es ist jedoch allgemein anerkannt, dass sich die physische Asanapraxis, wie wir sie heute kennen, zwischen 1920 und 1940 in Indien entwickelte. Diese Entwicklung wurde von Jagannath G. Gune und seinem damaligen Schüler Tirumalai Krishnamacharya angeführt, der wiederum Sri K. Pattabhi Jois und B. K. S. Iyengar unterrichtete. Diese beiden Männer brachten Yoga in den 1960er-Jahren in den Westen.

Auch wenn Jois und Iyengar vom selben Lehrer unterrichtet worden waren, begründeten sie später faszinierenderweise zwei sehr unterschiedliche Schulen. Bei der langsameren Iyengar-Praxis liegt die Betonung darauf, die Haltung durch das Nutzen vieler verschiedener Hilfsmittel so zu verändern, dass sie zur übenden Person passt. Im Gegensatz dazu führen Yogis bei der schnelleren und methodischen Ashtanga-Praxis eine strenge Abfolge vorgegebener Haltungen aus und dürfen erst dann zur nächsten übergehen, wenn ihr Lehrer der Meinung ist, dass sie die aktuelle beherrschen.

Selbst zu Beginn waren die Fachleute sich nicht einig, wie die »richtige« Ausführung auszusehen hatte.

Beinahe ein Jahrhundert später haben sich noch viele weitere Yogastile entwickelt. Gleichermaßen wurden unzählige Ausbildungskurse für Yogalehrer ins Leben gerufen.

Diese neue Branche reguliert sich selbst. Private gemeinnützige Organisationen wie die Yoga Alliance in den USA haben eine Vorreiterrolle eingenommen, wenn es darum geht, Standards sowohl für eigene Yogaschulen als auch für von ihnen zertifizierte Yogalehrer festzulegen – 200 Stunden (etwa vier Wochen Vollzeitstudium) für die Grundausbildung und 500 Stunden für das Fortgeschrittenenniveau.

Andere Yogarichtungen haben andere Regeln. Um Bikram-Yoga unterrichten zu können, müssen Lehrer einen neunwöchigen Kurs absolvieren. Iyengar-Lehrer haben die anspruchsvollste Ausbildung zu bewältigen: Sie müssen die Praxis mindestens zwei Jahre lang erlernt haben, bevor sie eine zweijährige Ausbildung absolvieren und zwei Prüfungen bestehen müssen, um sich offiziell als Iyengar-Yoga-Lehrer bezeichnen zu dürfen. Es überrascht nicht, dass die Inhalte all dieser Kurse sehr unterschiedlich sind.

Diese Vielzahl an Yogafachleuten ist sich weder einig, wie man am besten Yogalehrer ausbilden sollte, noch, wie man den Herabschauenden Hund am besten ausführen sollte.

Wie man eine Haltung »richtig« ausführt, hängt davon ab, wem man diese Frage stellt.

Ist es nicht sicherer, wenn ich mit einem Lehrer übe?

Die Anweisungen eines bestimmten Lehrers mögen sich für die meisten Körper eignen, aber dein Körper könnte anders sein.

Oder dir fällt es vielleicht schwer, die Anweisungen umzusetzen.

Oder der Lehrer achtet gerade auf einen der 20 oder 30 oder 40 anderen Schüler.

Viele Lehrer haben zahlreiche Ausbildungskurse absolviert und Tausende Yogastunden praktiziert und unterrichtet. Eventuell haben sie all dies sogar mit einer evidenzbasierten Ausbildung oder einem Studium wie Physiotherapie kombiniert. Doch genauso viele Lehrer haben gerade einmal die Mindestanforderung von 200 Ausbildungsstunden über einige Wochen hinweg erfüllt (wie auch ich selbst!). Bei welchem Lehrer praktizierst du also?

Selbst in einem Kurs gehst du ein Risiko ein, wenn du dich darauf verlässt, dass der Lehrer dich davor »beschützt«, eine Haltung so auszuführen, dass du dich dabei verletzt. Auch wenn ein Lehrer vor Ort ist, bleiben Risiken. Niemand außer dir selbst steckt in deinem Körper.

Großartige Lehrer werden deine Yogapraxis positiv beeinflussen. Wie du sehen wirst, ermuntere ich dich daher in diesem Buch immer wieder, sie aufzusuchen und von ihnen zu lernen. Doch sie haben nicht alle Antworten – sie können gar nicht alle Antworten haben.

Doch sicherlich kann man eine Haltung »falsch« ausführen?

In den letzten Jahrzehnten wurden zahlreiche Studien zu den positiven körperlichen Auswirkungen und den potenziellen Verletzungsrisiken, die mit Yoga verbunden sind, veröffentlicht.

Eine der einfachsten Möglichkeiten, den wissenschaftlichen Hintergrund zu verstehen, ist William J. Broads Buch *Yoga: Was es verspricht – und was es kann*, das einen unglaublich gründlich recherchierten Überblick über die wissenschaftlichen Studien gibt.

Laut einigen beängstigenden Forschungsergebnissen, die Broad hervorhebt, können bestimmte Haltungen wie der Pflug *(Halasana)* und Schulterstand *(Salamba Sarvangasana)* Schlaganfälle verursachen, wenn sie schlecht ausgeführt werden. Daher nimmt er selbst diese Haltungen in seiner Praxis nicht mehr ein. Er erklärt auch, dass einige Lehrer, die diese Ergebnisse berücksichtigen, die Haltungen nun anders unterrichten.

Die meisten Menschen, die seit Längerem Yoga praktizieren, haben es schon einmal übertrieben, haben eine Haltung falsch ausgeführt oder wurden von einem Lehrer schlecht korrigiert und verletzten sich dadurch.

Man kann sich beim Yoga also definitiv verletzen. Und falls man sich verletzt, entweder plötzlich oder aufgrund einer langfristigen Fehlbelastung des Körpers, dann hat man etwas »falsch« gemacht.

Bei jeder körperlichen Aktivität benötigt man unbedingt Grundkenntnisse darüber, wie man sich vor Verletzungen schützt. Daher gibt ein ganzer Abschnitt dieses Buchs dir Informationen zu der Frage, ob deine Grundlage solide genug ist, um eine Yoga-Selbstpraxis zu entwickeln. Darüber hinaus sollen dich viele der hier vorgestellten Tools dazu ermuntern, mehr über deinen Körper und die Praxis zu lernen.

Nur weil man sich verletzen kann, wenn man etwas falsch macht, heißt das aber nicht, dass es lediglich eine richtige Ausführungsart gibt. Für unterschiedliche Körper mit unterschiedlichen Kraft- und Flexibilitätsniveaus sowie unterschiedlichen Bewegungsgeschichten gibt es sichere und weniger sichere Ausführungsarten. Was für deinen Körper sicher ist, ist für meinen Körper vielleicht nicht sicher.

Die einzig »richtige« Art und Weise ist, was in einem bestimmten Augenblick einer bestimmten Praxis richtig für dich und dein bestimmtes Ziel ist.

Eine Selbstpraxis zwingt dich, eigenverantwortlich herauszufinden, welche Dinge das sind. Was beängstigend sein kann!

Zu wissen, dass es keine richtige Antwort gibt, ist schwer. Viele verschiedene Meinungen zu vergleichen und dann die zu identifizieren, die für dich »am richtigsten« ist, mag wie eine gewaltige Aufgabe erscheinen.

Zu akzeptieren, dass du die Konsequenzen dessen, was du zu tun beschließt und wie du es zu tun beschließt, selbst zu verantworten hast, mag überwältigend wirken.

Doch wenn du diese Verantwortung anerkennst, akzeptierst und letztendlich begrüßt, lernst du meiner Meinung nach mehr, machst schneller Fortschritte und erlebst die vielen verschiedenen positiven Auswirkungen von Yoga intensiver.

Du wirst mehr über deinen eigenen Körper erfahren, weil du ihm so viel mehr Aufmerksamkeit schenkst, während er sich bewegt. Du wirst schneller Fortschritte machen, wenn du dich auf die Streiche, die dein Geist dir spielen kann, einstellst, weil du dir selbst die Möglichkeit gibst, zuzuhören.

Letztendlich praktizieren wir Yoga-Asana nicht, um besser in Yoga-Asana zu werden. Wir praktizieren Yoga-Asana, um unser Leben besser zu führen.

Versteife dich nicht zu sehr darauf, die Haltungen perfekt auszuführen. Lege das Hauptaugenmerk immer auf deine Sicherheit und langfristige Gesundheit. Dann machst du es so »richtig«, wie man es nur tun kann.

Warum Vinyasa?

Dieses Buch konzentriert sich auf den Yogastil Vinyasa. Beim Vinyasa-Yoga werden Haltungen fließend miteinander verbunden.

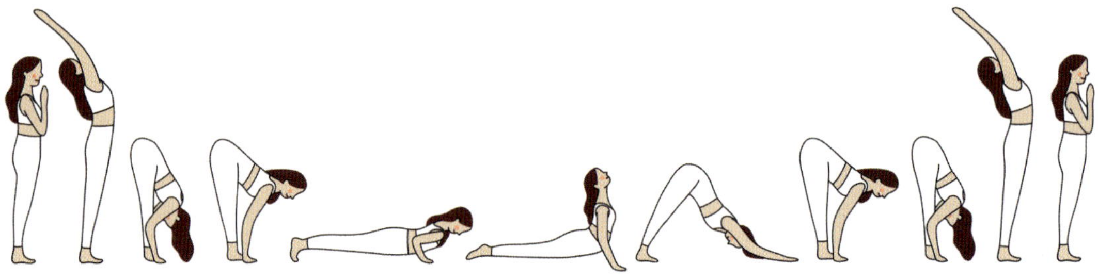

Das wahrhaft Schöne daran ist, dass es auf zahlreiche Arten und Weisen ausgeführt werden kann: schnell oder langsam, mit Halten der Posen oder ohne, im Sitzen oder Stehen. Es kann mit oder ohne Musik praktiziert werden, in einem aufgeheizten Zimmer oder in einem weiten, kuscheligen Pullover, 5 oder 500 Minuten lang. Beim Vinyasa ist alles möglich.

Vinyasa-Yoga ermutigt dich, deine Praxis jedes einzelne Mal an deine Bedürfnisse anzupassen – seien sie physischer, mentaler oder spiritueller Natur.

Dies ist meiner Meinung nach genau das, worum es bei der Yogapraxis gehen sollte. Vor allem bei einer Selbstpraxis.

Falls du dieses Buch liest und dabei feststellst, dass eine Vinyasa-Selbstpraxis nicht dein Ding ist, ist das vollkommen in Ordnung! Vielleicht weißt du schon, dass du einen anderen Yogastil vorziehst. Du kannst gern die hier vorgestellten Tools als Hilfestellung für deine Yin-Selbstpraxis nutzen oder die Ratschläge in deiner Hatha-Selbstpraxis umsetzen.

Vielleicht entscheidest du, dass du die Struktur einer vorgegebenen Ashtanga-Sequenz brauchst. Oder du merkst, dass für dich die beste Option darin besteht, dir die Zeit zu nehmen und ein Studio aufzusuchen, oder dass die Teilnahme an einem Onlinekurs gut für dich funktioniert. Auch dann findest du hier praktische Ratschläge, die dir auf deinem Weg helfen können, vor allem in den Teilen 4 und 5.

Alles hier soll dir dabei helfen, herauszufinden, was für dich funktioniert. Nimm an, was zu dir passt, lasse weg, was nicht passt, und beglückwünsche dich zu deinen Fortschritten.

Die Tools, die du benötigst, um eine erfüllende Yoga-Selbstpraxis zu entwickeln und aufrechtzuerhalten

Dieses Buch enthält 20 Tools, die dich inspirieren und dabei unterstützen, eine eigene Yoga-Selbstpraxis zu entwickeln.

Sie sollen dir dabei helfen, eine Yoga-Selbstpraxis zu finden, die für dich funktioniert: unabhängig und komplett maßgeschneidert.

Da dieses Buch knapp 300 Seiten umfasst, wirkt es vielleicht so, als erforderte eine Yoga-Selbstpraxis jede Menge Arbeit. Das ist absolut nicht der Fall. Je weniger du planen und vorbereiten musst, desto häufiger wirst du letztendlich praktizieren.

Wir alle haben viel zu tun und unsere Energie und Willenskraft sind begrenzt. Nutze deine Energie zum Praktizieren, nicht zum Planen deiner Praxis.

Es gibt Menschen, die Geld damit verdienen, perfekt strukturierte Sequenzen zu entwickeln, auswendig zu lernen und einzuhalten: Yogalehrer! Leider habe ich noch keine Möglichkeit gefunden, wie du dich für einen ähnlichen Aufwand für deine Selbstpraxis ebenso gut bezahlen lassen kannst.

Was hältst du davon, wenn du einfach weniger Energie in die Planung steckst und sie dir für die Zeit auf deiner Matte aufsparst?

Von Tag zu Tag wird es sich sehr stark unterscheiden, wie viel Planung und Vorbereitung gerade ausreichen. An manchen Tagen möchtest du vielleicht verhältnismäßig viel planen. In diesem Buch stelle ich dir Techniken vor, die du an einem solchen Tag nutzen kannst. Im Anhang ab Seite 252 findest du Vorlagen, die du immer wieder verwenden kannst, falls diese Methode für dich funktioniert. Du kannst sie (in englischer Sprache) auch unter www.yoga-self-practice.com herunterladen, um sie auszudrucken oder um sie digital zu nutzen.

An anderen Tagen entsprechen eine gerade ausreichende Planung und Vorbereitung genau null Planung und Vorbereitung. Daher geben dir viele der hier vorgestellten Tools Inspiration für eine gesamte Praxis ohne irgendeine Planung.

Dieses Buch enthält Anregungen, Optionen, Ideen, Empfehlungen. Nutze eine, nutze alle, kombiniere sie frei miteinander. Nutze eine am Montag, sieben am Donnerstag. Ziehe sie in Erwägung und verwerfe sie, für deine heutige Praxis oder für alle zukünftigen. Du hast die Wahl.

Mit diesen 20 Tools ist die Hürde, tatsächlich Yoga zu praktizieren, hoffentlich so niedrig wie möglich, während deine Praxis selbst so erfüllend und angenehm wie möglich sein wird. Denn dann wirst du immer wieder und wieder praktizieren.

Mit Yoga-Selbstpraxis zu beginnen oder sie weiterzuentwickeln, kann sich überwältigend anfühlen.
Ich bitte dich einfach, dich nicht überwältigen zu lassen.

Lies folgendes Zitat aus
Michael A. Singers Buch
Die Seele will frei sein:

»

Wenn Sie ein Tier misshandeln, bekommt dieses Tier Angst. Genau das ist mit Ihrer Psyche geschehen. Sie haben sie misshandelt, indem Sie ihr eine Aufgabe übertragen haben, die unfassbar ist. Halten Sie einen Moment inne und vergegenwärtigen Sie sich, was Sie Ihrem Verstand aufgetragen haben. Sie haben zu ihm gesagt: ›Ich will, dass jeder mich mag. Ich will, dass niemand schlecht über mich spricht. Ich will, dass alles, was ich sage und tue, für jedermann akzeptabel und erfreulich ist. Ich will nicht, dass man mich verletzt. Ich will, dass nichts geschieht, was mir nicht gefällt. Und ich will, dass alles geschieht, was mir gefällt.‹ Dann sagten Sie: ›Nun, lieber Verstand, finde heraus, wie all das Realität werden kann, auch wenn du Tag und Nacht darüber nachdenken musst.‹ Und natürlich antwortete Ihr Verstand: ›Ich bin schon dabei. Ich werde unentwegt daran arbeiten‹.

Michael A. Singer

«

Kannst du dir vorstellen, das zu versuchen?

Bitte, bitte, bitte lasse deine Yoga-Selbstpraxis nicht zu einer zusätzlichen unverständlichen Pflicht auf der jetzt schon langen Liste in deinem Kopf werden!

Vertraue darauf, dass du ein kluges, komplexes und wundervolles Wesen bist, das dazu geschaffen ist, ständig zu lernen, mit einem Körper, der dazu gemacht ist, benutzt zu werden.

Vertraue einfach.
Und versuche. Und vertraue
und versuche es noch einmal.

Du schaffst das.

Zur Benutzung dieses Buchs

Dieses Buch ist so geschrieben, dass du es ganz normal von vorn bis hinten lesen, zunächst die Grundlage deiner Selbstpraxis aufbauen und sie dann weiterentwickeln kannst, sodass die Schritte möglichst fließend aufeinanderfolgen. Viele der Tools funktionieren am besten, wenn sie zusammen eingesetzt werden. Daher sind diese Verbindungen gekennzeichnet.

Jeder Teil wurde aber auch so geschrieben, dass er eine Schlüsselfrage beantwortet, die du vielleicht zu deiner Selbstpraxis hast.

Du kannst also gern zu dem Teil springen, in dem deine größte Hürde behandelt wird:

Teil 2

Bin ich bereit für eine Selbstpraxis?

Teil 3

Woher weiß ich, was ich praktizieren soll?
Wie gestalte ich selbst einen Flow?
Wie strukturiere ich eine ganze Praxis?

Teil 4

Warum ist Selbstpraxis wichtig für mich?
Wie setze ich meine Selbstpraxis tatsächlich um?

Teil 5

Wie stelle ich sicher, dass ich bei der Selbstpraxis Fortschritte mache?

Teil 6

Antworten auf speziellere FAQs

2

Die richtige Vorbereitung

Yoga ist die Reise des Selbst
durch das Selbst zum Selbst.

Bhagavad Gita

Das WER

Bin ich bereit für eine Selbstpraxis?

Yoga, auch Selbstpraxis, eignet sich für alle – für jeden Körpertyp, jedes Alter, Geschlecht, Fitness- und Flexibilitätsniveau, unabhängig von der Vorerfahrung im Sport- und Bewegungsbereich.

Eine Selbstpraxis unterscheidet sich von einer angeleiteten Praxis. Egal, ob du bislang Anweisungen bei einem Kurs, aus einem Youtube-Video oder vielleicht aus einem gedruckten Ratgeber befolgst – dieses Buch richtet sich idealerweise an Menschen, die bereits über Yogagrundlagen verfügen, aber noch nie allein praktiziert haben.

Yoga ist etwas ganz Neues für mich

Ich möchte ganz ehrlich zu dir sein. Wenn du eine absolute Yogaeinsteigerin bist, ist dieser Ratgeber vielleicht nicht der beste Ausgangspunkt für dich – oder zumindest nicht die einzige Ressource, die du benötigst, um mit Yoga anzufangen. Wie du sehen wirst, enthält dieses Buch nicht viele Anweisungen, wie man bestimmte Haltungen oder Sequenzen ausführt.

Wenn du allein auf der Matte bist, brauchst du eine ausreichend solide Grundlage, auf die du aufbauen kannst: ein Grundwissen darüber, welche verschiedenen Haltungen es gibt und wie du sie ausführst, sodass sie für deinen Körper sicher sind und zu deinen Praxiszielen passen. Du musst nicht alle Haltungen kennen und du musst auch nicht alles wissen, was man über Haltungen, die du schon kennst, wissen könnte, aber du musst genug wissen, um loslegen zu können. Auf der nächsten Seite befindet sich ein ganzer Abschnitt, der dir hilft, herauszufinden, wie du anfangen kannst: Ich weiß, wie verwirrend die Yogawelt in dieser Phase sein kann, glaub mir!

Nutze dieses Buch auf dem Weg, dem du folgen möchtest, um Grundlagen aufzubauen – ob in einem Kurs, mit Videos oder mit Büchern. Falls du dich mit dem Ziel, eine unabhängige Selbstpraxis zu entwickeln, auf die Yogareise begibst, kann ich dir fast schon garantieren, dass du mehr und schneller lernen wirst, weil du nicht so leicht in die Falle tappen wirst, auf Anweisungen zu warten. Übst du alleine, wirst du, wenn auch nur unterbewusst, darüber nachdenken, wie du eine bestimmte Haltung ausführen oder eine bestimmte Sequenz oder einen bestimmten Übergang gestalten könntest. Erstaunlicherweise tun das sogar manche erfahrenere Yogis nicht. Wirklich.

Bitte lies also weiter und erfahre, worum es bei diesem Selbstpraxis-Ding geht.

Ich denke, ich bin bereit für eine Selbstpraxis

Mit einer Selbstpraxis zu beginnen, kann wie eine Zwickmühle erscheinen. Du möchtest gut genug werden, um zu beginnen. Doch wie wirst du gut genug, ohne es auszuprobieren, vor allem wenn du dich auf eine Selbstpraxis konzentrieren möchtest, weil sie besser in dein Leben passt als Studiokurse?

So muss es nicht sein! Aber du benötigst gewisse Grundkenntnisse.

Warum? Auch wenn es vielleicht offensichtlich ist: Wenn nicht jede deiner Bewegungen angeleitet oder vorgegeben wird, benötigst du einen eigenen kleinen Wissensvorrat, aus dem du Ideen für deine Selbstpraxis schöpfen kannst – sowohl Wissen über Yoga als auch über dich und deinen Körper.

Beachte, dass ich »kleinen« geschrieben habe. Du brauchst nicht:

- eine vollständige Liste von Yogahaltungen im Kopf zu haben;
- alles zu wissen, was man über die Wirkungsweise dieser Haltungen wissen kann;
- alles zu wissen, was man über deinen Körpertyp und die Anpassung verschiedener Haltungen an deinen Körpertyp wissen kann;
- jederzeit einen eigenen Yogalehrer hinzuziehen;
- zu zweifeln oder dich unbehaglich zu fühlen, wenn du die Matte betrittst.

Wir alle sind zu unterschiedlichen Zeitpunkten bereit. Teilweise hängt es vom eigenen Selbstvertrauen ab. Manche von uns fühlen sich schon nach einer Handvoll Online-Yogastunden ausreichend vorbereitet. Andere nehmen vielleicht jahrelang an Studiokursen teil, bevor sie überhaupt in Erwägung ziehen, ihre Matte auch einmal zu Hause auszurollen.

Es hängt jedoch auch davon ab, wie weit deine Praxis entwickelt ist, vor allem bei einer Vinyasa-Selbstpraxis. Gehen wir etwas näher darauf ein ...

Wie du erkennst, dass du für eine Vinyasa-Selbstpraxis bereit bist

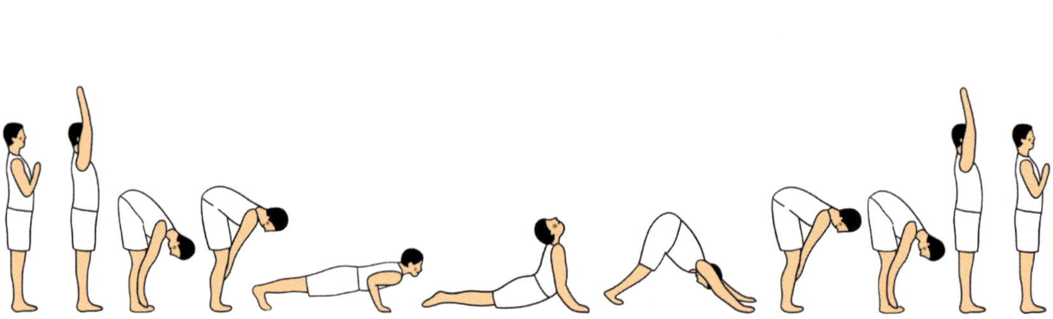

- Bei einer Yogastunde kann ich meist mitmachen, wenn ich nur die Bezeichnung einer Haltung höre.
- Ich kann den Sonnengruß A *(Surya Namaskara A)* und Sonnengruß B *(Surya Namaskara B)* ohne Anweisungen ausführen. (Es ist okay, wenn du vor der Ausführung noch einmal nachschlagen musst.)
- Ich verstehe langsam meinen Körpertyp und meine Anatomie – zum Beispiel, dass meine rückseitige Oberschenkelmuskulatur verkürzt ist, dass ich meine Handgelenke schützen muss oder dass ich dazu neige, in den Kriegerhaltungen das vordere Knie nach innen kippen zu lassen.
- Ich weiß, wie ich meine Praxis anpassen und verändern kann, um meinem Körpertyp und meiner Anatomie gerecht zu werden, möchte aber noch mehr lernen. Wenn meine rückseitige Oberschenkelmuskulatur verkürzt ist, beuge ich beispielsweise bei einer Vorbeuge die Knie.
- Ich verfüge über Ressourcen, die ich zurate ziehen kann, oder kenne Menschen, die mir helfen können, mehr über Asana und meinen Körper zu lernen, wenn ich weiterhin Yoga praktiziere: ob bei einem Studio- oder Onlinekurs, eine Lehrerin, eine Freundin, eine Online-Community oder ein Buch.
- Ich weiß, dass dieser Lern- und Übungsprozess nie aufhört und dass ich nie alles über Yoga oder meinen Körper wissen werde, was man wissen könnte.

Falls du dich mit den meisten dieser Aussagen identifizieren kannst, bist du bereit, eine Selbstpraxis auszuprobieren!

Selbstpraxis ist eine Reise. Vielleicht befindest du dich noch ganz am Anfang, und das ist in Ordnung.

3

Ab auf die Matte

Asanas:

Dynamische innere Tänze in Form von Haltungen.
Diese helfen, den Körper stark, flexibel und entspannt zu erhalten.

Ihre Ausführung stärkt das Nervensystem und verfeinert unseren Prozess innerer Wahrnehmung.

Donna Farhi

Das WAS

Woher weiß ich, was ich praktizieren soll?

Alle, die sich schon einmal an einer Selbstpraxis versucht haben, kennen das: Man ist allein auf der Matte und hat nicht die leiseste Ahnung, was man tun soll.

Dann fühlt man sich einsam und entmutigt – sogar so sehr, dass schon der Gedanke daran viele davon abhält, die Matte überhaupt zu betreten.

Die ersten fünf Tools helfen dir dabei, deine eigene Inspirationsbibliothek aufzubauen, damit dich diese Angst deutlich seltener beschleicht.

Die folgenden fünf Tools werden dir dabei helfen, herauszufinden, was du praktizieren möchtest.

Sie können alle zusammen oder einzeln genutzt oder beliebig miteinander kombiniert werden.

Sie sind die Werkzeuge, du bist die Macherin.

Die Vorbereitung

Tool #1:
Die Haltungswahl

Tool #2:
Der Ideengenerator

Tool #3:
Beats

Tool #4:
Atmung

Tool #5:
Hineinhorchen

#1

Die Haltungswahl

Mit diesem Tool kannst du dich an die überwältigende Anzahl von Yogahaltungen herantasten. Es soll als Ausgangspunkt für deine Praxis dienen.

Auf den Seiten 60 bis 65 findest du eine Liste von Haltungen. Nimm eine Überschrift oder bestimmte Haltungen (zwei oder drei reichen normalerweise) mit auf die Matte.

Es handelt sich weder um eine vollständige Liste aller Haltungen noch um einen Sequenzplaner. Falls du danach suchst: Es gibt viele wunderbare Sammlungen von Yogahaltungen, zum Beispiel Bücher, Apps oder E-Books.

Meiner bescheidenen Meinung nach bilden sie aber keine hilfreiche Grundlage für eine Selbstpraxis. Die meisten enthalten Hunderte, wenn nicht sogar Tausende Haltungen. Und was macht das menschliche Gehirn, wenn es mit Tausenden Optionen konfrontiert wird? Es schaltet ab.

Stattdessen soll das Tool »Die Haltungswahl« dazu dienen, Haltungen in verschiedene Kategorien einzuteilen, damit du das Wissen, das du bereits hast, praktisch nutzen kannst.

Vielleicht weißt du, auf welchen Körperteil du dich bei deiner Praxis konzentrieren möchtest, brauchst aber ein paar Ideen für Haltungen, um etwas Neues auszuprobieren.

Vielleicht möchtest du deine Praxis innerhalb einer bestimmten Haltungskategorie vertiefen und dabei an Haltungen arbeiten, die du normalerweise nicht auswählst. Oder du möchtest deine Praxis einer Art Haltung widmen, die du sonst nie ausführst. Dafür gibt es »Die Haltungswahl«.

Teil dieses Tools ist auch eine Vorlage, in der du Haltungen notieren kannst, die dir während deiner Praxis einfallen und die du manchmal (oder häufig!) vergisst.

Die drei Abschnitte

Das Tool »Die Haltungswahl« ist in drei Teile gegliedert:

1. Haltungsart
2. Körperteile
3. Peak-Posen

Du hast Rückenschmerzen, weil du den ganzen Tag am Schreibtisch gesessen hast? Du bist ambitionierte Radsportlerin oder Läuferin und möchtest deine Armen trainieren, um eine muskuläre Balance wiederherzustellen?

Du möchtest an deinen Rückbeugen arbeiten, damit du künftig bei bestimmten Haltungen eine Hand-Fuß-Bindung mittels Schulterrotation einnehmen kannst? Ein Ziel im Hinterkopf zu haben, ist eine ganz natürliche Herangehensweise an die Praxis.

Mit Stichwörtern für eine Praxis, gegliedert nach Körperteil und Haltungsart, haben wir viele Praxismöglichkeiten zur Hand. Die Kategorienüberschriften können auch an Bereiche erinnern, die wir in unserer Praxis normalerweise vernachlässigen. Wann hast du dich beispielsweise bei einer Praxis zum letzten Mal vollkommen auf Drehungen konzentriert?

Was ist eine Peak-Pose?

Eine *Peak-Pose* ist einfach eine Haltung, auf die du dich in deiner Praxis besonders konzentrieren möchtest. Auf eine Peak-Pose hinzuarbeiten, ist eine tolle Möglichkeit, deine Praxis langfristig weiterzuentwickeln. Es zwingt dich, über all die Komponenten nachzudenken, mit denen du dich beschäftigen musst, um die Haltung sicher zu erreichen, und zwar dann, wenn du wirklich bereit dafür bist. Dadurch lässt sich wunderbar ein tiefes Verständnis komplexerer Haltungen und der Funktionsweise deines Körpers erreichen.

Peak-Posen müssen keine Haltungen für Fortgeschrittene sein. Der Herabschauende Hund ist beispielsweise eine wunderbare Peak-Pose: Versuche einmal, ihn drei Minuten lang zu halten. Das ist vermutlich das Härteste, das du seit Langem getan hast. Aber vorher willst du sicherlich an der Kraft und Außenrotation der Schultern sowie der Dehnung der rückseitigen Oberschenkelmuskulatur arbeiten, oder nicht?

Die zwölf Beispiele für Peak-Posen auf Seite 64 sind einer Haltungsartkategorie und zwei Körperteilkategorien zugeordnet. Auf der gegenüberliegenden Seite (Seite 65) findest du jeweils entsprechende Haltungen, auf die du dich bei der Peak-Pose konzentrieren kannst.

Aufbau einer eigenen Haltungswahl

Am Ende dieses Buchs findest du im Vorlagenabschnitt auf Seite 253 eine Blankovorlage für die Haltungswahl, die du nutzen kannst, um dieses Tool auszubauen und zu personalisieren.

Füge neue Haltungen hinzu, die du gerade gelernt hast, oder alte, die du vielleicht vergessen hattest. Erstelle Listen mit all deinen Favoriten, die ich vielleicht nicht aufgeführt habe. Notiere neue Ideen für die Annäherung an eine Peak-Pose, die ein Lehrer dir aufgezeigt hat. Nutze das Tool und die Vorlage als persönliche Bibliothek. Dann wird es dir nie wieder an Praxisideen mangeln.

Haltungsbezeichnungen in diesem Buch

In diesem Abschnitt findest du Haltungsbezeichnungen sowohl auf Deutsch als auch auf Sanskrit. Im Fließtext dieses Buchs werden Haltungen aus Gründen der Lesbarkeit nur mit ihren deutschen Namen bezeichnet, aber ich würde dir wärmstens empfehlen, die Sanskrit-Bezeichnungen zu lernen, wenn du auf deiner Yogareise voranschreitest. Das Sanskrit-Glossar auf den Seiten 244 bis 251 hilft dir dabei. Yoga ist eine alte indische Praxis und Sanskrit zu verwenden, ist eine Möglichkeit, das zu würdigen.

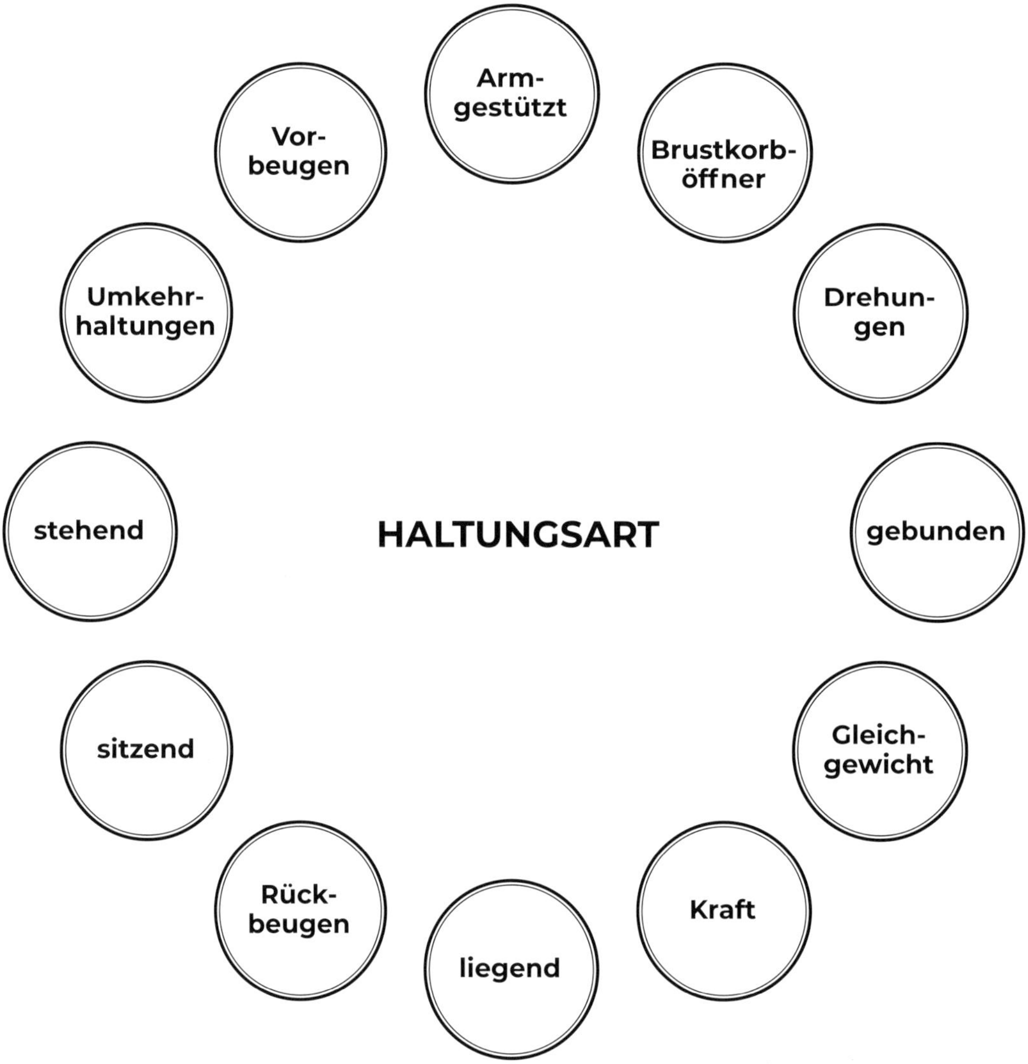
HALTUNGSART
Arm-gestützt
Brustkorb-öffner
Drehun-gen
gebunden
Gleich-gewicht
Kraft
liegend
Rück-beugen
sitzend
stehend
Umkehr-haltungen
Vor-beugen

Armgestützt
Acht-Winkel-Haltung: *Astavakrasana*
Armdruck-Haltung: *Bhujapidasana*
Balancierender Seitenwinkel: *Visvamitrasana*
Einbeinige Haltung des Koundinya I: *Eka Pada Koundinyasana I*
Einbeinige Haltung des Koundinya II: *Eka Pada Koundinyasana II*
Gefallener Engel: *Devaduuta Panna Asana*
Kinnstand: *Ganda Bherundasana*
Krähe: *Kakasana*
Kranich: *Bakasana*
Leuchtkäfer: *Tittibhasana*
Pfau: *Mayurasana*
Schaukel: *Lolasana*
Seitliche Krähe: *Parsva Kakasana*
Tiefe Bretthaltung: *Chaturanga Dandasana*
Waage: *Tolasana*

Brustkorböffner
Bogen: *Dhanurasana*
Fisch: *Matsyasana*
Gestreckter seitlicher Winkel: *Utthita Parsvakonasana*
Heraufschauender Hund: *Urdhva Mukha Svanasana*
Kamel: *Ustrasana*
Kuh: *Bitilasana*
Rad: *Urdhva Dhanurasana*
Sphinx: *Salamba Bhujangasana*
Tänzer: *Natarajasana*
Umgekehrte Stockhaltung: *Dwi Pada Viparita Dandasana*
Wild Thing: *Camatkarasana*

Drehungen
Einbeinige Haltung des Koundinya I: *Eka Pada Koundinyasana I*
Gedrehte Kopf-Knie-Haltung: *Parivrtta Janu Sirsasana*
Gedrehter seitlicher Winkel: *Parivrtta Parsvakonasana*
Gedrehtes Dreieck: *Parivrtta Trikonasana*
Halber Drehsitz: *Ardha Matsyendrasana*
Haltung des Weisen Marichi III: *Marichyasana III*
Schlinge: *Pasasana*

Gebunden
Gebundener gestreckter seitlicher Winkel: *Baddha Parsvakonasana*
Gebundener Halbmond: *Ardha Chandra Chapasana*
Halb gebundener Lotus in der stehenden Vorbeuge: *Ardha Baddha Padmottanasana*
Haltung des Weisen Marichi I: *Marichyasana I*
Haltung des Weisen Marichi III: *Marichyasana III*
Kompass: *Parivrtta Surya Yantrasana*
Paradiesvogel: *Svarga Dvijasana*
Schlinge: *Pasasana*
Super Soldier: *Viparita Parivrtta Surya Yantrasana*
Tiger: *Vyaghrasana*

Gleichgewicht
Adler: *Garudasana*
Baum: *Vrksasana*
Halbmond: *Ardha Chandrasana*
Handstand: *Adho Mukha Vrksasana*
Hand-Zeh-Streckung: *Utthita Hasta Padangusthasana*
Kopfstand: *Sirsasana*
Krieger III: *Virabhadrasana III*
Paradiesvogel: *Svarga Dvijasana*
Seitstütz: *Vasisthasana*
Tänzer: *Natarajasana*

Kraft
Armdruck-Haltung: *Bhujapidasana*
Boot: *Paripurna Navasana*
Bretthaltung: *Kumbhakasana*
Delfin: *Ardha Pincha Mayurasana*
Gedrehter seitlicher Winkel: *Parivrtta Parsvakonasana*
Gedrehtes Dreieck: *Parivrtta Trikonasana*
Gegrätschte Vorbeuge: *Prasarita Padottanasana*
Gestreckter seitlicher Winkel: *Utthita Parsvakonasana*
Gestrecktes Dreieck: *Utthita Trikonasana*
Handstand: *Adho Mukha Vrksasana*
Herabschauender Hund: *Adho Mukha Svanasana*
Heuschrecke: *Salabhasana*
Krieger I: *Virabhadrasana I*
Krieger II: *Virabhadrasana II*
Krieger III: *Virabhadrasana III*
Rad: *Urdhva Dhanurasana*
Schiefe Ebene: *Purvottanasana*
Seitstütz: *Vasisthasana*
Stuhl: *Utkatasana*
Tiefe Bretthaltung: *Chaturanga Dandasana*
Tiefe Hocke: *Malasana*
Unterarmstand: *Pincha Mayurasana*
Unterarmstütz: *Makara Adho Mukha Svanasana*
Waage: *Tolasana*

Liegend
Fisch: *Matsyasana*
Happy Baby: *Ananda Balasana*
Liegende Drehung: *Supta Matsyendrasana*
Liegende Hand-Fuß-Haltung: *Supta Padangusthasana*
Liegende Taube/Nadelöhr: *Supta Kapotasana*
Liegender Held: *Supta Virasana*
Liegender Schmetterling: *Supta Baddha Konasana*

Rückbeugen
Bogen: *Dhanurasana*
Einbeinige Königstaube I: *Eka Pada Rajakapotasana I*
Einbeinige Königstaube II: *Eka Pada Rajakapotasana II*
Fisch: *Matsyasana*
Heraufschauender Hund: *Urdhva Mukha Svanasana*
Heuschrecke: *Salabhasana*
Kamel: *Ustrasana*
Kobra: *Bhujangasana*
Kuh: *Bitilasana*
Rad: *Urdhva Dhanurasana*
Schulterbrücke: *Setu Bandha Sarvangasana*
Sphinx: *Salamba Bhujangasana*
Tänzer: *Natarajasana*
Taube: *Kapotasana*
Tiger: *Vyaghrasana*
Umgekehrte Stockhaltung: *Dwi Pada Viparita Dandasana*
Wild Thing: *Camatkarasana*

Sitzend
Boot: *Paripurna Navasana*
Doppelte Taube: *Agnistambhasana*
Gedrehte Kopf-Knie-Haltung: *Parivrtta Janu Sirsasana*
Halber Drehsitz: *Ardha Matsyendrasana*
Haltung des Weisen Marichi III: *Marichyasana III*
Heldensitz: *Virasana*
Kompass: *Parivrtta Surya Yantrasana*
Kopf-Knie-Haltung: *Janu Sirsasana*
Kuhgesicht: *Gomukhasana*
Lotussitz: *Padmasana*
Offene Winkelhaltung: *Upavistha Konasana*
Reiher: *Krounchasana*
Schmetterling: *Baddha Konasana*
Schneidersitz: *Sukhasana*
Sitzende Vorbeuge: *Paschimottanasana*
Spagat: *Hanumanasana*
Stock: *Dandasana*

Stehend
Adler: *Garudasana*
Baum: *Vrksasana*
Berg: *Tadasana*
Demütiger Krieger: *Baddha Virabhadrasana*
Gedrehter seitlicher Winkel: *Parivrtta Parsvakonasana*
Gedrehtes Dreieck: *Parivrtta Trikonasana*
Gestreckte Berghaltung: *Urdhva Hastasana*
Gestreckter seitlicher Winkel: *Utthita Parsvakonasana*
Gestrecktes Dreieck: *Utthita Trikonasana*
Göttin: *Utkata Konasana*
Großzehenhaltung: *Padangusthasana*
Halbe stehende Vorbeuge: *Ardha Uttanasana*
Halbmond: *Ardha Chandrasana*
Hand-Zeh-Streckung: *Utthita Hasta Padangusthasana*
Hoher Ausfallschritt: *Utthita Ashwa Sanchalanasana*
Krieger I: *Virabhadrasana I*
Krieger II: *Virabhadrasana II*
Paradiesvogel: *Svarga Dvijasana*
Pyramide: *Parsvottanasana*
Seitlicher Ausfallschritt: *Skandasana*
Standspagat: *Urdhva Prasarita Eka Padasana*
Stuhl: *Utkatasana*
Tiefer Ausfallschritt: *Anjaneyasana*
Tor: *Parighasana*

Umkehrhaltungen
Delfin: *Ardha Pincha Mayurasana*
Halber Schulterstand: *Viparita Karani*
Handstand: *Adho Mukha Vrksasana*
Herabschauender Hund: *Adho Mukha Svanasana*
Kopfstand: *Sirsasana*
Pflug: *Halasana*
Schulterstand: *Salamba Sarvangasana*
Unterarmstand: *Pincha Mayurasana*

Vorbeugen
Demütiger Krieger: *Baddha Virabhadrasana*
Gegrätschte Vorbeuge: *Prasarita Padottanasana*
Halbe stehende Vorbeuge: *Ardha Uttanasana*
Haltung des Weisen Marichi I: *Marichyasana I*
Kind: *Balasana*
Kopf-Knie-Haltung: *Janu Sirsasana*
Offene Winkelhaltung: *Upavistha Konasana*
Pyramide: *Parsvottanasana*
Schildkröte: *Kurmasana*
Sitzende Vorbeuge: *Paschimottanasana*
Standspagat: *Urdhva Prasarita Eka Padasana*
Stehende Vorbeuge: *Uttanasana*

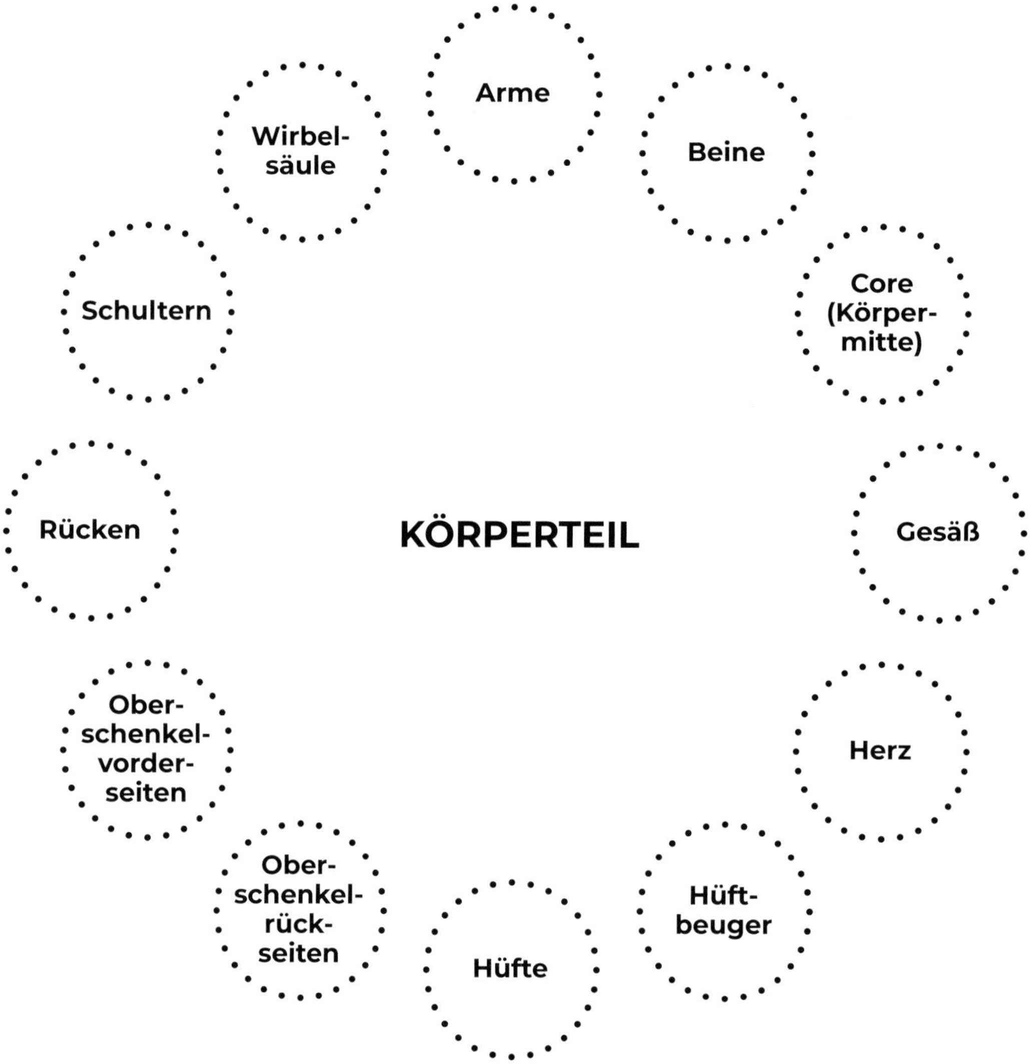

Arme
Acht-Winkel-Haltung: *Astavakrasana*
Bretthaltung: *Kumbhakasana*
Delfin: *Ardha Pincha Mayurasana*
Einbeinige Haltung des Koundinya I: *Eka Pada Koundinyasana I*
Einbeinige Haltung des Koundinya II: *Eka Pada Koundinyasana II*
Gestreckte Berghaltung: *Urdhva Hastasana*
Handstand: *Adho Mukha Vrksasana*
Herabschauender Hund: *Adho Mukha Svanasana*
Heraufschauender Hund: *Urdhva Mukha Svanasana*
Kopfstand: *Sirsasana*
Kranich: *Bakasana*
Leuchtkäfer: *Tittibhasana*
Pfau: *Mayurasana*
Rad: *Urdhva Dhanurasana*
Seitliche Krähe: *Parsva Kakasana*
Seitstütz: *Vasisthasana*
Tiefe Bretthaltung: *Chaturanga Dandasana*
Unterarmstand: *Pincha Mayurasana*
Unterarmstütz: *Makara Adho Mukha Svanasana*
Wild Thing: *Camatkarasana*

Beine
Baum: *Vrksasana*
Berg: *Tadasana*
Demütiger Krieger: *Baddha Virabhadrasana*
Gedrehtes Dreieck: *Parivrtta Trikonasana*
Gestreckte Berghaltung: *Urdhva Hastasana*
Gestreckter seitlicher Winkel: *Utthita Parsvakonasana*
Gestrecktes Dreieck: *Utthita Trikonasana*
Großzehenhaltung: *Padangusthasana*
Halber Schulterstand: *Viparita Karani*
Herabschauender Hund: *Adho Mukha Svanasana*
Hoher Ausfallschritt: *Utthita Ashwa Sanchalanasana*
Krieger I: *Virabhadrasana I*
Krieger II: *Virabhadrasana II*
Krieger III: *Virabhadrasana III*
Pyramide: *Parsvottanasana*
Rad: *Urdhva Dhanurasana*
Stehende Vorbeuge: *Uttanasana*
Stock: *Dandasana*

Core (Körpermitte)
Boot: *Paripurna Navasana*
Bretthaltung: *Kumbhakasana*
Kranich: *Bakasana*
Schaukel: *Lolasana*
Seitstütz: *Vasisthasana*
Stuhl: *Utkatasana*
Tiefe Bretthaltung: *Chaturanga Dandasana*
Unterarmstütz: *Makara Adho Mukha Svanasana*
Waage: *Tolasana*

Gesäß
Berg: *Tadasana*
Göttin: *Utkata Konasana*
Heuschrecke: *Salabhasana*
Schiefe Ebene: *Purvottanasana*
Schulterbrücke: *Setu Bandha Sarvangasana*
Schulterstand: *Salamba Sarvangasana*
Tiefe Hocke: *Malasana*

Herz
Gestreckter Welpe: *Uttana Shishosana*
Katze: *Marjaryasana*
Kobra: *Bhujangasana*
Liegender Schmetterling: *Supta Baddha Konasana*
Schiefe Ebene: *Purvottanasana*
Schulterbrücke: *Setu Bandha Sarvangasana*
Stock: *Dandasana*
Taube: *Kapotasana*

Hüftbeuger
Acht-Winkel-Haltung: *Astavakrasana*
Armdruck-Haltung: *Bhujapidasana*
Bogen: *Dhanurasana*
Boot: *Paripurna Navasana*
Einbeinige Königstaube II: *Eka Pada Rajakapotasana II*
Fisch: *Matsyasana*
Heraufschauender Hund: *Urdhva Mukha Svanasana*
Hoher Ausfallschritt: *Utthita Ashwa Sanchalanasana*
Kamel: *Ustrasana*
Kranich: *Bakasana*
Liegender Held: *Supta Virasana*
Schulterbrücke: *Setu Bandha Sarvangasana*
Seitliche Krähe: *Parsva Kakasana*
Spagat: *Hanumanasana*
Taube: *Kapotasana*
Tiefer Ausfallschritt: *Anjaneyasana*
Waage: *Tolasana*

Hüfte
Adler: *Garudasana*
Baum: *Vrksasana*
Demütiger Krieger: *Baddha Virabhadrasana*
Doppelte Taube: *Agnistambhasana*
Einbeinige Königstaube II: *Eka Pada Rajakapotasana II*
Einbeinige Königstaube: *Eka Pada Rajakapotasana*
Frosch: *Bhekasana*
Gegrätschte Vorbeuge: *Prasarita Padottanasana*
Gestrecktes Dreieck: *Utthita Trikonasana*
Göttin: *Utkata Konasana*
Halbmond: *Ardha Chandrasana*
Haltung des Weisen Marichi I: *Marichyasana I*
Haltung des Weisen Marichi III: *Marichyasana III*
Hand-Zeh-Streckung: *Utthita Hasta Padangusthasana*
Happy Baby: *Ananda Balasana*
Kind: *Balasana*
Kuhgesicht: *Gomukhasana*
Liegender Schmetterling: *Supta Baddha Konasana*
Lotussitz: *Padmasana*
Offene Winkelhaltung: *Upavistha Konasana*
Reiher: *Krounchasana*
Schildkröte: *Kurmasana*
Schmetterling: *Baddha Konasana*
Schneidersitz: *Sukhasana*
Seitlicher Ausfallschritt: *Skandasana*
Tiefe Hocke: *Malasana*

Oberschenkelrückseiten
Gedrehte Kopf-Knie-Haltung: *Parivrtta Janu Sirsasana*
Gegrätschte Vorbeuge: *Prasarita Padottanasana*
Gestrecktes Dreieck: *Utthita Trikonasana*
Großzehenhaltung: *Padangusthasana*
Einbeinige Haltung des Koundinya II: *Eka Pada Koundinyasana II*
Haltung des Weisen Marichi I: *Marichyasana I*
Hand-Zeh-Streckung: *Utthita Hasta Padangusthasana*
Herabschauender Hund: *Adho Mukha Svanasana*
Heuschrecke: *Salabhasana*
Kopf-Knie-Haltung: *Janu Sirsasana*
Leuchtkäfer: *Tittibhasana*
Liegende Hand-Fuß-Haltung: *Supta Padangusthasana*
Offene Winkelhaltung: *Upavistha Konasana*
Pyramide: *Parsvottanasana*
Sitzende Vorbeuge: *Paschimottanasana*
Spagat: *Hanumanasana*
Standspagat: *Urdhva Prasarita Eka Padasana*
Stehende Vorbeuge: *Uttanasana*
Stock: *Dandasana*
Tor: *Parighasana*

Oberschenkelvorderseiten
Einbeinige Königstaube II: *Eka Pada Rajakapotasana II*
Einbeinige Königstaube I: *Eka Pada Rajakapotasan*
Gebundener Halbmond: *Ardha Chandra Chapasana*
Halber Frosch: *Ardha Bhekasana*
Heldensitz: *Virasana*
Heuschrecke: *Salabhasana*
Hoher Ausfallschritt: *Utthita Ashwa Sanchalanasana*
Kamel: *Ustrasana*
Kind: *Balasana*
Krieger I: *Virabhadrasana I*
Krieger II: *Virabhadrasana II*
Liegende Hand-Fuß-Haltung: *Supta Padangusthasana*
Liegender Held: *Supta Virasana*
Liegender Schmetterling: *Supta Baddha Konasana*
Spagat: *Hanumanasana*
Standspagat: *Urdhva Prasarita Eka Padasana*
Stock: *Dandasana*
Stuhl: *Utkatasana*
Tänzer: *Natarajasana*
Taube: *Kapotasana*
Tiefer Ausfallschritt: *Anjaneyasana*
Schiefe Ebene: *Purvottanasana*
Umgekehrte Stockhaltung: *Dwi Pada Viparita Dandasana*

Rücken
Halbe stehende Vorbeuge: *Ardha Uttanasana*
Heraufschauender Hund: *Urdhva Mukha Svanasana*
Heuschrecke: *Salabhasana*
Katze: *Marjaryasana*
Kobra: *Bhujangasana*
Kopf-Knie-Haltung: *Janu Sirsasana*
Kuh: *Bitilasana*
Pfau: *Mayurasana*
Schulterbrücke: *Setu Bandha Sarvangasana*
Schulterstand: *Salamba Sarvangasana*
Sitzende Vorbeuge: *Paschimottanasana*
Sphinx: *Salamba Bhujangasana*
Stock: *Dandasana*
Tiefe Hocke: *Malasana*

Schultern
Adler: *Garudasana*
Bogen: *Dhanurasana*
Delfin: *Ardha Pincha Mayurasana*
Gedrehte Kopf-Knie-Haltung: *Parivrtta Janu Sirsasana*
Gedrehter seitlicher Winkel: *Parivrtta Parsvakonasana*
Gedrehtes Dreieck: *Parivrtta Trikonasana*
Gestreckter Welpe: *Uttana Shishosana*
Haltung des Weisen Marichi I: *Marichyasana I*
Haltung des Weisen Marichi III: *Marichyasana III*
Handstand: *Adho Mukha Vrksasana*
Katze: *Marjaryasana*
Leuchtkäfer: *Tittibhasana*
Pflug: *Halasana*
Schiefe Ebene: *Purvottanasana*
Schlinge: *Pasasana*
Schulterstand: *Salamba Sarvangasana*
Seitstütz: *Vasisthasana*
Tänzer: *Natarajasana*
Umgekehrte Stockhaltung: *Dwi Pada Viparita Dandasana*
Unterarmstand: *Pincha Mayurasana*
Unterarmstütz: *Makara Adho Mukha Svanasana*

Wirbelsäule
Bogen: *Dhanurasana*
Fisch: *Matsyasana*
Gedrehte Kopf-Knie-Haltung: *Parivrtta Janu Sirsasana*
Gegrätschte Vorbeuge: *Prasarita Padottanasana*
Halber Drehsitz: *Ardha Matsyendrasana*
Kamel: *Ustrasana*
Katze: *Marjaryasana*
Kobra: *Bhujangasana*
Lotussitz: *Padmasana*
Pyramide: *Parsvottanasana*
Rad: *Urdhva Dhanurasana*
Sitzende Vorbeuge: *Paschimottanasana*
Tor: *Parighasana*
Umgekehrte Stockhaltung: *Dwi Pada Viparita Dandasana*
Wild Thing: *Camatkarasana*

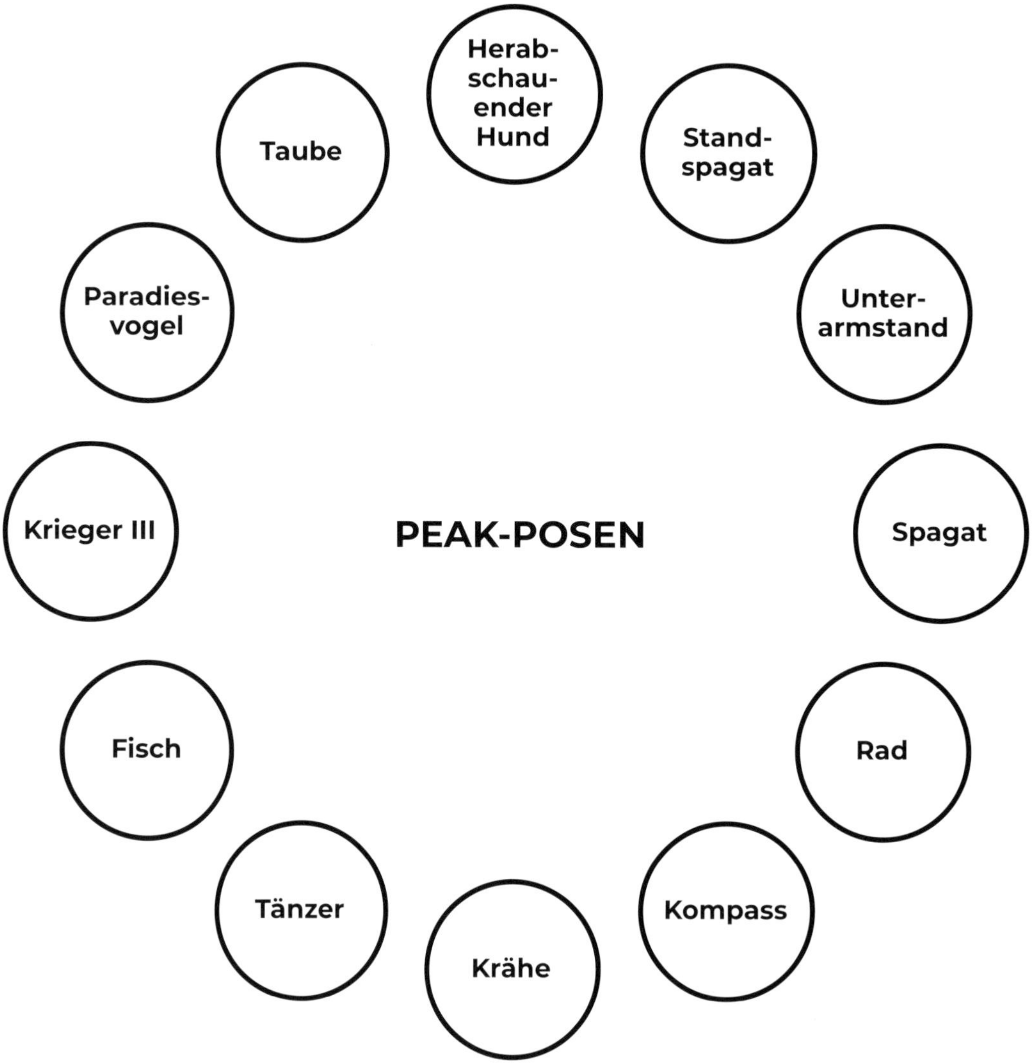
PEAK-POSEN
Herab-schau-ender Hund
Stand-spagat
Unter-armstand
Spagat
Rad
Kompass
Krähe
Tänzer
Fisch
Krieger III
Paradies-vogel
Taube

Peak-Pose	Haltungsart	Körperteil	
Herabschauender Hund *Adho Mukha Svanasana*	Kraft	Schultern	Oberschenkel-rückseiten
Standspagat *Urdhva Prasarita Eka Padasana*	Vorbeuge	Oberschenkel-rückseiten	Hüfte
Unterarmstand *Pincha Mayurasana*	Umkehrhaltung	Arme	Schultern
Spagat *Hanumanasana*	Sitzend	Beine	Hüftbeuger
Rad *Urdhva Dhanurasana*	Rückbeuge	Gesäß	Herz
Kompass *Parivrtta Surya Yantrasana*	Drehung	Herz	Core
Kranich *Bakasana*	Armgestützt	Core	Arme
Tänzer *Natarajasana*	Stehend	Wirbelsäule	Beine
Fisch *Matsyasana*	Liegend	Oberschenkel-vorderseiten	Rücken
Krieger III *Virabhadrasana III*	Gleichgewicht	Rücken	Beine
Paradiesvogel *Svarga Dvijasana*	Gebunden	Hüfte	Oberschenkel-rückseiten
Taube *Kapotasana*	Brustkorböffner	Hüftbeuger	Herz

#2

Der Ideen-generator

Wähle eine Idee dieses Tools aus, wende sie bei deiner Praxis an und beobachte, wie sich dein Standardyoga verändert.

Jeden der folgenden Sätze kannst du während des Praktizierens ganz einfach im Hinterkopf behalten.

Und diese Anleitungen werden deinen Geist und Körper dazu anregen, in den Haltungen und Sequenzen, die sie bereits kennen, etwas Neues zu entdecken.

An einem angeleiteten Kurs ist wunderbar, dass du dich überraschen lässt. Du weißt nicht, was als Nächstes kommt, und falls du einen guten Lehrer hast, sind die Sequenzen einfallsreich und anregend. Niemand möchte ständig dieselbe langweilige Sequenz bestehend aus Krieger II – Tanzender Krieger *(Viparita Virabhadrasana)* – Gestreckter seitlicher Winkel wiederholen, oder?

Der Ideengenerator funktioniert besonders gut, wenn du etwas aus dem Tool »Die Haltungswahl« als Grundlage für deine Praxis auswählst. Wie würde sich deine Rückbeugenpraxis anfühlen, wenn du deine Ellbogen statt deiner Hände auf der Matte platzierst? Wie würde sich eine Praxis mit Fokus auf die Oberschenkelrückseite anfühlen, wenn du jede Pose fünf Atemzüge lang hältst? Wie würde ein Sonnengruß B aussehen, wenn du jede Haltung in einer gebundenen Variante ausführst?

Es ist kein Hexenwerk, aber auch Yoga ist keins! Wippe sanft in den Krieger II hinein. Stelle dich bei der Stuhlhaltung auf die Zehenspitzen. Hake eine freie Hand, wo du kannst, an deinem Körper ein. Alles ist möglich. Und dieses Tool hilft dir, all die Möglichkeiten zu entdecken.

schnell

gebundene Varianten

zwei Zentimet über de Boden halten

mehr Raum einnehmen

Knie statt Füße auf die Matte

in jec Haltu hinei sinke lasse

zum Rhythmus der Musik bewegen

sei leicht

langsa

zehn Atemzüge lang halten

ein Kontaktpunkt weniger

Großzehe mit Yogi-Toe-Lock umfassen

Ellbogen statt Hände auf die Matte

eine schnell, eine langsam

fünf temzüge lang halten

alles weiter machen

Augen schließen

Wirbel für Wirbel bewegen

alles dreimal ausführen

im Atem-rhythmus bewegen

auf Zehen-spitzen

ein Kontakt-punkt mehr

ein Atemzug, eine Bewegung

weniger Raum innehmen

Der Ideen-generator

#3

Musik

Musik kann unsere Emotionen und Bewegungen stark beeinflussen. Nutze das beim Praktizieren aus. Menschen lieben es, Playlists zu erstellen – oder sie hassen es. Du hast die Wahl.

Wenn du es ungern machst, verlasse dich auf die Fachleute. Du brauchst das Rad nicht neu erfinden. Sehr viele Menschen, die Musik lieber mögen oder mehr Zeit oder mehr Lust haben, an einer mitreißenden Musikauswahl zu feilen, haben das bereits erledigt. Du musst sie nur noch finden!

Hier kommen Dienste wie beispielsweise Spotify ins Spiel.

Hat die Lehrerin in deinem Yogakurs immer die perfekte Musik? Frage sie, ob du dir die Musik irgendwo anhören kannst.

Folgst du Yogis auf Instagram oder Youtube, die immer tolle Lieder auswählen? Frage sie, ob sie ihre Playlists irgendwo teilen.

Wenn du es gern machst, lege eigene Playlists an. Diese Aufgabe kann im Handumdrehen erledigt sein oder du kannst dich ausgiebig mit ihr beschäftigen. Das bleibt ganz dir überlassen. Falls du gern Playlists erstellst, folgen hier ein paar Optionen, die gut für dich funktionieren könnten.

1. Das Potenzial von Shuffle

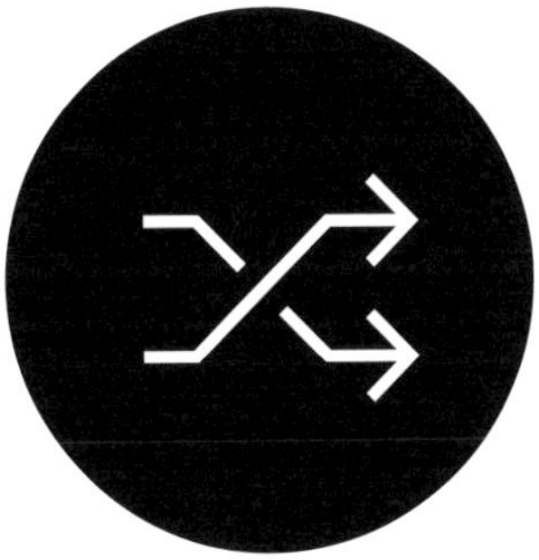

Packe all deine Lieblingslieder in eine lange Playlist und spiele sie im Shuffle-Modus ab.

Es könnte natürlich passieren, dass du beim Aufwärmen einen sehr beschwingten Track erwischst und etwas Ruhigeres mitten in deinem superdynamischen Sonnengruß, aber ist das ein Problem? Nein! Du kannst ein Lied überspringen. Oder einfach weitermachen und dich entweder von der Musik treiben oder dich nicht von ihr beirren lassen.

2. Finde den Rhythmus

Erstelle zwei (oder mehr) Playlists, die zu den verschiedenen Praxisarten passen, die du normalerweise praktizierst.

Wähle schnelle Lieder für die Tage, an denen du ins Schwitzen kommen möchtest, und etwas Ruhigeres für die entspannten Tage.

3. Die Wellenpraxis

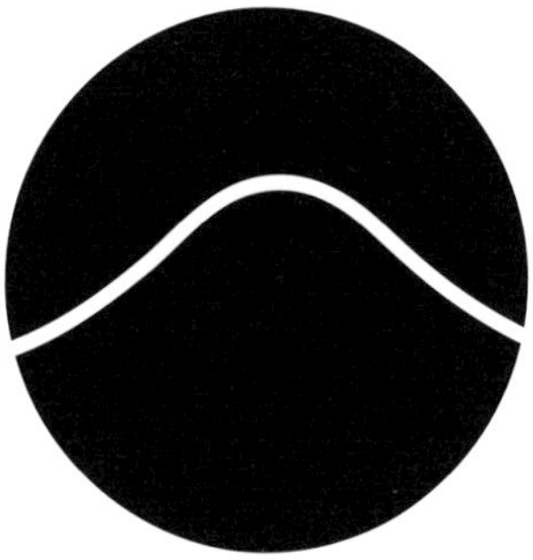

Du weißt nicht, was eine Wellenpraxis ist? Unter Tool #9 ab Seite 126 findest du die Erklärung.

Vorerst musst du nur wissen, dass dies dein Spickzettel für das Erstellen einer Playlist ist, die zur steigenden und fallenden Intensität einer traditionellen Vinyasa-Praxis passt.

Der Zeitplan und die Anzahl der Songs unterscheiden sich natürlich je nachdem, wie du deinen Flow gestalten und welche Art von Musik du gern hören möchtest. Die folgende Tabelle dient lediglich als Ausgangspunkt, du kannst sie an deine Vorlieben anpassen.

			Einstimmen und Aufwärmen	Sonnengrüße	Hauptsequenzen	Bodensequenz	Savasana
1	30 Min.	Zeit	5 Min.	15 Min.		7 Min.	3 Min.
		Songs	1 bis 2	3 bis 4		2	1
2	45 Min.	Zeit	5 Min.	10 Min.	15 Min.	10 Min.	5 Min.
		Songs	1 bis 2	2 bis 3	3 bis 4	2 bis 3	1
3	60 Min.	Zeit	5 Min.	15 Min.	20 Min.	15 Min.	5 Min.
		Songs	1 bis 2	3 bis 4	4 bis 5	3 bis 4	1
4	90 Min.	Zeit	10 Min.	15 Min.	35 Min.	20 Min.	10 Min.
		Songs	2 bis 3	3 bis 4	6 bis 8	4 bis 5	2

Tipps zum Erstellen einer Playlist

1. Wähle beruhigende, aber erhebende Songs, die dich auf die Matte locken. Wenn es dir einmal schwerfällt, auf die Matte zu gehen, kannst du die Playlist starten, während du noch auf dem Sofa sitzt. Dann motivieren dich die Aufwärmsongs loszulegen.
2. Füge hier die schnellsten Lieder ein. Ein kurzer, entspannter Song als Übergang zwischen den Sonnengrüßen und den Hauptsequenzen kann dir anzeigen, wo du dich befindest. Füge alternativ einen nach der Hälfte der Hauptsequenz ein, als Signal, eine Pause zu machen oder die Seite zu wechseln.

4. Neue Klänge

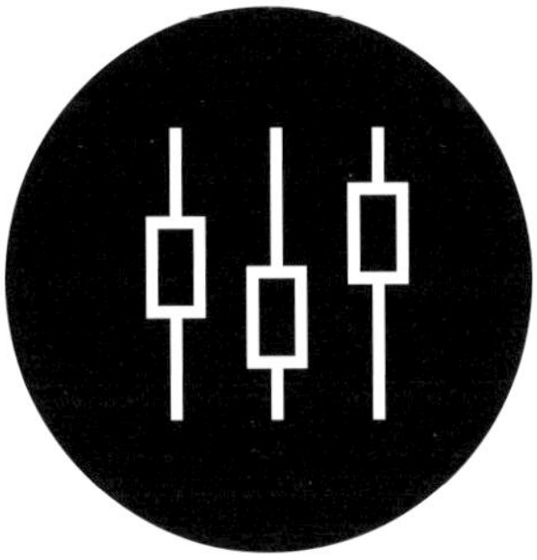

Wenn du beim Yoga in einer Routine gefangen bist und du dich austricksen musst, um dich zu öffnen und etwas Neues auszuprobieren, ist das eine hervorragende Option: Wähle ein Musikgenre, das du normalerweise nicht hörst, schon gar nicht bei deiner Yogapraxis – Musik mit Gesang, Musik ohne Gesang, klassische Musik, Hip-Hop, Pop, indische Mantras ... Schau einfach mal, was passiert. Vielleicht wird es ein Desaster, oder es führt zu etwas ganz Besonderem.

5. Stille

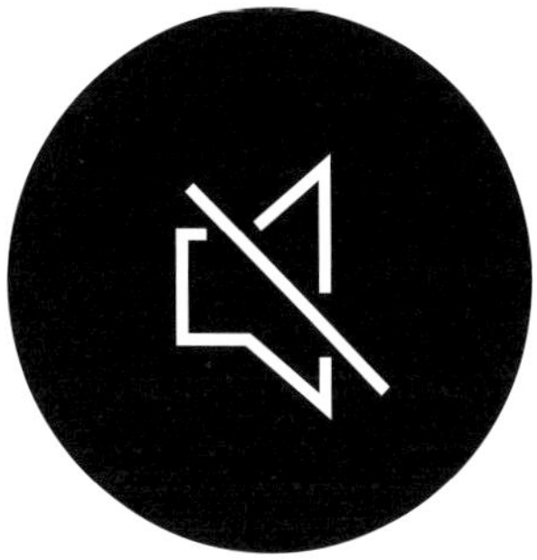

Natürlich musst du beim Praktizieren keine Musik hören. Wenn du Stille bevorzugst oder dich auf deinen Atem konzentrieren möchtest, wunderbar!

Auch das kann eine gute Möglichkeit sein, mit deinen Praxisgewohnheiten zu brechen.

3 Füge hier Songs ein, die deine Konzentration fördern – bedeutungsvolle Texte oder ansteigende Melodien. Hier hältst du die Posen wahrscheinlich länger. Wähle also Lieder, die dich dabei unterstützen.

4 Probiere es mit wenigen längeren Liedern, um dein Savasana möglichst nicht zu oft zu unterbrechen.

#4

Atmung

Nutze deine Atmung, um frischen Wind in deine Yogapraxis zu bringen und sie zu verändern.

Puristen rollen wahrscheinlich schon mit den Augen, weil ich 70 Seiten gebraucht habe, um zum Thema Atmung zu kommen. Manche definieren Yoga sogar als Verschmelzen von Bewegung und Atmung.

Die Atmung kann aber ein Hindernis für Menschen darstellen, die mit einer Selbstpraxis beginnen möchten, denn sie ist ein weiteres Element, das man meint, »falsch« machen zu können, vor allem, wenn man es gewohnt ist, angeleitet zu werden.

Beim Thema Atmung und physisches Asana gibt es kein Richtig oder Falsch. Es gibt nur das, was für dich funktioniert.

Dies kann an verschiedenen Tagen oder in verschiedenen Lebensphasen sehr unterschiedlich sein.

Manche Yogalehrer sehen es anders: Sie sind der Meinung, dass die »korrekte« Yogaatmung die Bewegung oder die Wirkung der Haltung unterstützt und dass sich eine »inkorrekte« Atmung negativ auswirkt. Bis zu einem gewissen Grad haben sie recht: Du wirst feststellen, dass mit der Atmung zu arbeiten zu der Leichtigkeit beiträgt, mit der du in Haltungen hineingehst und sie hältst oder mit der du dich zwischen den Haltungen bewegst.

Aber weißt du, was sich noch negativer auswirkt, als »inkorrekt« zu atmen (womit gemeint ist, so zu atmen, wie dein Körper es in dem Moment von Natur aus möchte)? Gar kein Yoga zu machen.

Wenn man erst praktizieren dürfte, sobald man die laut der »Yogapolizei« »korrekte« Atmung beherrscht, würden nur sehr wenige von uns überhaupt Yoga üben.

Kaum jemand, der gerade erst mit Yoga beginnt, könnte den Herabschauenden Hund eine Minute lang halten, ohne dabei schwer (das heißt »inkorrekt«) zu atmen, egal, wie sehr er sich auch bemüht, unangestrengt (das heißt »korrekt«) zu atmen.

Jemand, der schon seit vielen Jahren praktiziert, muss vielleicht eine Minute lang einen Handstand halten, um denselben Fokus und dieselben Auswirkungen auf die Atmung zu spüren.

Falls es dir beim Praktizieren hilft, an deine Atmung zu denken, nutze sie. Falls nicht, dann nicht.

So einfach ist das zum Einstieg. Im Laufe der Zeit und mit mehr Übung wirst du dich automatisch stärker auf deine Atmung konzentrieren.

Du wirst merken, dass du dich sowohl tiefer als auch sicherer in eine komplette Vorbeuge begeben kannst, wenn du lang und ruhig ausatmest. Du wirst feststellen, dass du eine Umkehrhaltung nicht halten kannst, wenn du die Luft anhältst.

Hoffentlich wirst du mithilfe dieses Tools experimentieren, wie verschiedene Atmungsarten sich auf deine Praxis auswirken.

Bedenke, dass dir jedes Tool als Hilfestellung für deine Selbstpraxis dienen soll. Vielleicht nutzt du dieses, wenn es dich langsam langweilt, fast jeden Tag dasselbe zu machen, und du frischen Wind in deine Praxis bringen möchtest. Vielleicht gibt es eine Atmungsart, die du in deiner Praxis immer einsetzen möchtest. Alternativ kannst du die verschiedenen Atmungsarten ausprobieren, wenn du eine Praxis gestalten möchtest, die sich von deiner standardmäßigen unterscheidet. Tauchen wir nun etwas tiefer in die verschiedenen Arten bewusster Atmung ein.

Natürliche versus bewusste Atmung

Bei der Yogapraxis kann der Atem natürlich oder bewusst fließen.

Bei der natürlichen Atmung atmest du einfach so, wie du musst.

Kein Druck, keine Erwartungen, du kannst dich völlig auf die anderen Aspekte konzentrieren, die du in deiner heutigen Praxis in den Fokus setzen möchtest.

Wenn du dich in einer relativ schwierigen Haltung befindest oder dich vielleicht ein bisschen schneller bewegst, atmest du automatisch mehr: häufiger und tiefer. Dadurch gibst du deinem Körper den Sauerstoff, den er benötigt.

Falls du dich für eine natürliche Atmung entscheidest, kann dein Ziel darin bestehen, zu beobachten, wann sich diese verändert. Beobachte. Und lerne. Dann ist dir die Atmung trotzdem bewusst.

Alternativ kannst du dich für die bewusste Atmung entscheiden: das bewusste Kontrollieren der Atmungsart, die du einsetzt. Sehen wir uns einmal genauer an, was das bedeutet …

Beim Vinyasa-Yoga wird im Allgemeinen ein bestimmter Teil der Atmung mit einer bestimmten Art der Bewegung verbunden:

Einatmen: Weitende Atemzüge werden mit ausweitenden Bewegungen verbunden:

- wenn du deinen Körper öffnest – vor allem den Brustkorb oder das Herz.
- bei jeder Bewegung, bei der die Arme nach oben geführt werden.

Ausatmen: Zusammenziehende Atemzüge werden mit zusammenziehenden Bewegungen verbunden:

- bei Vorbeugen: Die Lunge zu leeren, bedeutet, dass mehr Platz vorhanden ist, um Oberschenkel und Brust zusammenzubringen.
- bei Drehungen: Die Lunge zu leeren, schafft Raum und erleichtert die Bewegung.

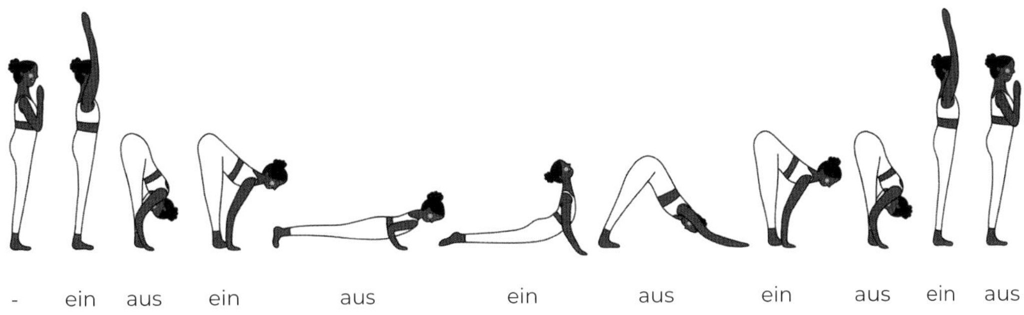

So wechseln sich die Ein- und Ausatmung beim klassischen Sonnengruß A ab.

Bewusste Atmungsarten

Wenn du bereit bist für eine Praxis mit einer bewussteren Atmung, ziehe folgende Optionen in Betracht:

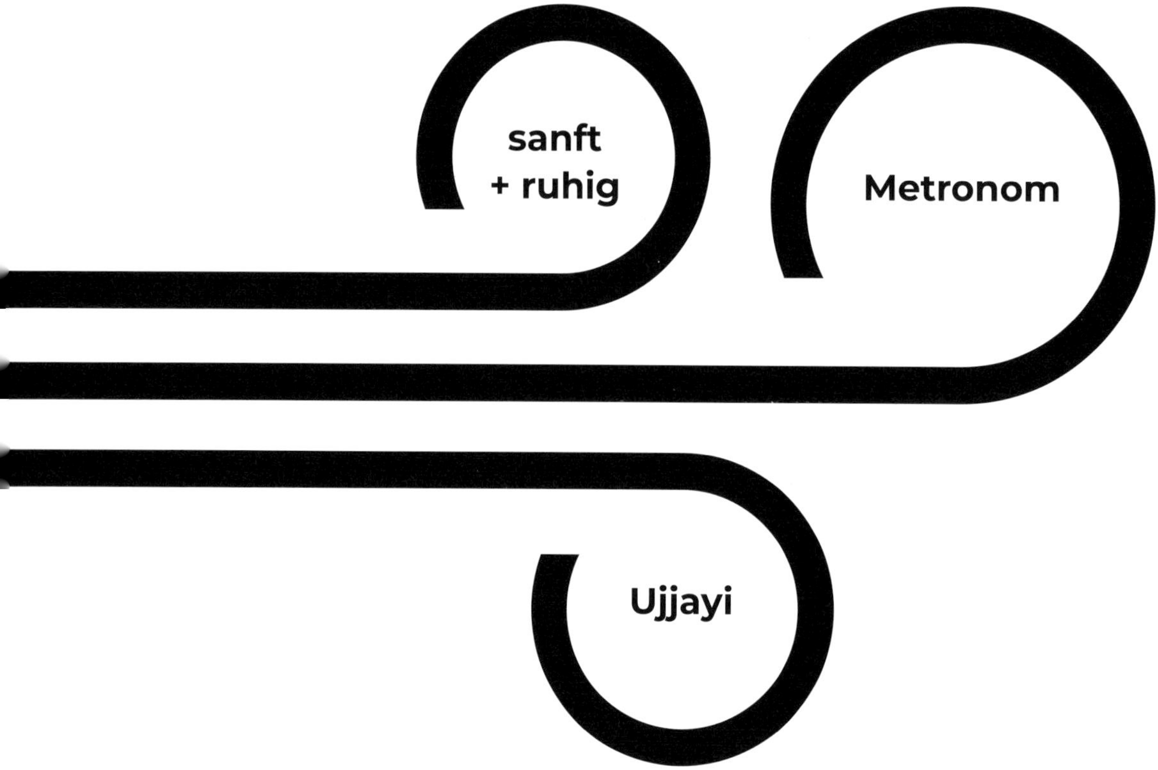

Sanfte und ruhige Atmung

- Es handelt sich um eine bewusste Atmung, bei der wir so wenig Geräusche wie möglich machen. Selbst wenn die Belastung hoch ist, bemühen wir uns, dass der Atem unangestrengt, sanft und geräuschlos fließt.
- Das ist bei einer langsameren, sanfteren Praxis am einfachsten, kann bei einer superdynamischen Praxis aber eine wunderbare zusätzliche Herausforderung sein.

Metronom-Atmung

- Bei der Metronom-Atmung zählst du deine Atemzüge während der Haltungen und Übergänge oder nur während der Haltungen.
- Eine einfache Option ist ein Atemzug pro Haltung/Übergang beim Sonnengruß. Alternativ hältst du jede Haltung/jeden Übergang eine bestimmte Anzahl von Atemzügen lang: drei, fünf, zehn oder mehr.
- Sie kann helfen, den Geist zu beruhigen und an schwierigen Posen oder an Haltungen zu arbeiten, aus denen du sofort wieder herauskommen möchtest, sobald du sie eingenommen hast. Sie ist auch eine tolle Option, wenn du nicht zu Musik praktizieren kannst.

Ujjayi-Atmung

- Diese Atemtechnik wird bei verschiedenen Yogapraxen angewandt. Manchmal wird sie als »Ozeanatmung« oder »siegreiche Atmung« bezeichnet. Viele Lehrer beschreiben sie als die Art von Atmung, mit der man einen Spiegel anhaucht und zum Beschlagen bringt, aber mit geschlossenem Mund. Sie wird ziemlich kraftvoll ausgeführt: Wenn ein anderes Kursmitglied neben dir sie anwendet, merkst du es!
- Sie wird meist mit Ashtanga-Yoga in Verbindung gebracht, bei dem es zu jeder Haltung genaue Atmungsanweisungen gibt. Da wir automatisch stärker atmen, wenn wir uns mehr anstrengen, passt diese Atmungsart auch gut zu intensiveren Praxisarten wie dem dynamischen Vinyasa-Yoga.
- Die Verbindung einer starken Atmung wie dieser mit einer langsameren, ruhigeren Praxis kann zu einer ganz neuen Erfahrung führen.

#5

Hinein-horchen

Hineinhorchen ist die Fähigkeit, zu lernen, auf den eigenen Körper zu hören und die eigene Praxis davon leiten zu lassen.

Von all den Tools auf der Liste kannst du dieses am wirkungsvollsten allein einsetzen. Du kannst es natürlich auch zusammen mit anderen nutzen.

Es ist auch das Tool, das sich am schwersten vermitteln lässt, vor allem an Menschen, die immer umhereilen, nach mehr streben, mehr erreichen wollen, sich antreiben. Viele, wenn nicht die meisten von uns, mussten nie innehalten und darauf hören, welche Botschaften unser Körper uns sendet. Unser Körper ist lediglich das Werkzeug, das die Ambitionen unseres Gehirns erfüllt.

Die Essenz von Yoga ist genau diese Fähigkeit des Hineinhorchens. Deshalb stellt die körperliche Asana-Praxis einen solch wesentlichen Teil der Philosophie dar: Während unserer Praxis in unserem Körper zu sein, lehrt uns sehr viel.

An dieser Stelle werde ich es ganz einfach halten und nur einige Fragen auflisten, die du als Hilfestellung nutzen kannst, um zu hören, was dein Körper dir bereits mitteilt.

Entschuldige, falls all das offensichtlich erscheint – es ist offensichtlich –, aber ich muss ausführlich auf dieses Tool eingehen, weil wir es so leicht vergessen oder außer Acht lassen; zumindest bis wir uns verletzen oder krank werden. Dann kommt alles zum Stillstand und wir müssen zuhören.

Bitte warte nicht auf einen Schlag von außen, der dich zwingt, diese Fähigkeit zu üben und die wichtigen Lektionen zu lernen, die sie dir vermittelt.

Übe sie jetzt. Jeden Tag.

Beachte, dass ich nicht schreibe: »immer, wenn du auf die Matte gehst«. Manchmal lautet die Antwort, die du erhältst, wenn du in deinen Körper hineinhorchst, dass du keine körperliche Praxis durchführen solltest. Und das ist in Ordnung. Sogar mehr als in Ordnung. Genau das ist Yoga.

Die folgenden vier Fragen helfen dir, die Fähigkeit, in dich hineinzuhorchen, zu entwickeln:

1. Was ist locker/verspannt?
2. Fühle ich mich energiegeladen/müde?
3. Möchte ich mich mehr reinknien oder es lockerer angehen lassen?
4. Wie tue ich das so, dass es sich heute richtig für mich anfühlt?

Nutze diese Fragen als Hilfestellung, um zu entscheiden, welche Haltungen oder welche Art von Praxis du heute ausführen möchtest.

Das WIE

Wie gestalte ich selbst einen Flow und strukturiere eine Praxis?

Im nächsten Abschnitt
geht es darum, wie du
die bisher besprochenen
Tools zusammenbringst:

um einen Flow und eine
Praxis zu gestalten.

Da Prāna Energie und Lebenskraft ist, bedeutet Prānāyāma die Ausdehnung und Erweiterung unserer gesamten Lebensenergie. Es muss klar sein, dass man nicht einfach das Volumen von etwas so Instabilem, Flüchtigem und Explosivem wie reine Energie erhöhen kann, ohne Maßnahmen zu ergreifen, um sie in Grenzen halten, zügeln und dirigieren zu können …

Patañjali sagt ganz klar und deutlich, dass es von der Āsana-Praxis zum Prānāyāma eine weitere Stufe nach oben ist. Im Kreislauf des Körpers müssen durch das Beherrschen der Āsanas Stärke und Stabilität hergestellt worden sein, damit man der erhöhten Stromstärke, die die Prānāyāma-Praxis mit sich bringt, standhalten kann.

B. K. S. Iyengar

Worin besteht der Unterschied?

Flow:

die Verbindung mehrerer Haltungen oder Asanas

Das kann in jedem Tempo geschehen, die Posen können beliebig lang gehalten werden und du kannst so viele oder wenige Haltungen miteinander verbinden, wie du möchtest.

Der bekannteste Vinyasa-Flow ist der Sonnengruß. Viele Menschen, die Yoga lehren oder praktizieren, verwenden den Begriff »Vinyasa« selbst als Beschreibung für den verbindenden Flow, der aus den Haltungen Herabschauender Hund, Tiefe Bretthaltung, aus dem Heraufschauenden Hund und dem Herabschauenden Hund besteht.

Wenn du dich eigenständig von einer Haltung in eine andere bewegst, ohne dass jemand dich dazu angewiesen hat, hast du schon einen eigenen Flow entwickelt. Er muss nicht ausgefallen oder kompliziert sein. Aber wenn du immer wieder auf die Matte zurückkehren willst, müssen deine Yogapraxen interessant sein.

Praxis:

die Verknüpfung einer Reihe von Flows

An manchen Tagen dauert sie vielleicht nur einige Minuten, an anderen Stunden. Jede Praxis hat jedoch eine grundlegende Struktur: einen Anfang, eine Mitte und ein Ende. Diese kann so kompliziert oder einfach sein, wie du möchtest.

Die ersten fünf Tools in diesem Buch stellten Ideen vor, wie du den Inhalt deiner Flows und dadurch deiner Praxis interessant und anders gestalten kannst.

Die Tools in diesem Abschnitt zeigen dir, wie du diese inhaltlichen Ideen kreativ miteinander verknüpfen kannst, sodass es für dich, deinen Körper und die Zeit, die dir zur Verfügung steht, Sinn ergibt. Jetzt wird es erst richtig spannend.

Sobald du deine innere Kreativität auf der Yogamatte entdeckt hast, eröffnen sich die grenzenlosen Möglichkeiten der Selbstpraxis.

Die folgenden fünf Tools helfen dir, herauszufinden, wie du praktizieren kannst.

Bei diesen Tools ist es wichtiger als bei anderen Abschnitten dieses Buchs, dass du sie dir der Reihe nach ansiehst.

Lerne, ohne Anleitung Flows zu gestalten, und lerne anschließend, aus diesen Flows eine Praxis aufzubauen.

Gestaltung eines Flows

Tool #6:
Sonnengrüße aufpeppen

Tool #7:
Mal was Neues

Tool #8:
Kreative Flows

Gestaltung einer Praxis

Tool #9:
Die Wellenpraxis

Tool #10:
Die Minipraxis

Gestaltung eines Flows

Ein Flow kann aus beliebig vielen Haltungen bestehen, die auf unzählige Arten miteinander verbunden werden. Doch wenn die Möglichkeiten grenzenlos sind, können wir uns überfordert fühlen.

Die folgenden Tools helfen dir, einfach einzusteigen, und ermutigen dich, nach und nach kreativer zu werden. Jedes Tool enthält ganz einfache Tricks: Du musst nur einen kurzen Satz oder ein Stichwort im Hinterkopf behalten, während du dich bewegst, und zulassen, dass sich der Flow spontan entwickelt. Klingt verrückt?

Vertraue mir, es funktioniert!

Mit Sonnengrüßen beginnen

Der demütige Sonnengruß oder Surya Namaskara, die Grundlage des heutigen Vinyasa-Yoga.

Die zwei Sonnengruß-Flows enthalten wirklich alles, was du für eine vollständige Yoga-Asana-Praxis brauchst: Vorbeugen, Rückbeugen, Umkehrhaltungen, Core-Training, Hüftöffnung … wirklich alles.

Variante A enthält 11, Variante B besteht aus 19 Haltungen. Jede Pose geht in einer Endlosschleife in die nächste über.

Deshalb werden wir sie als Grundlage für deine eigenständige Vinyasa-Yoga-Praxis nutzen. Vielleicht besteht dein erster Schritt einfach darin, die beiden Varianten zu lernen.

Sonnengruß A

a.

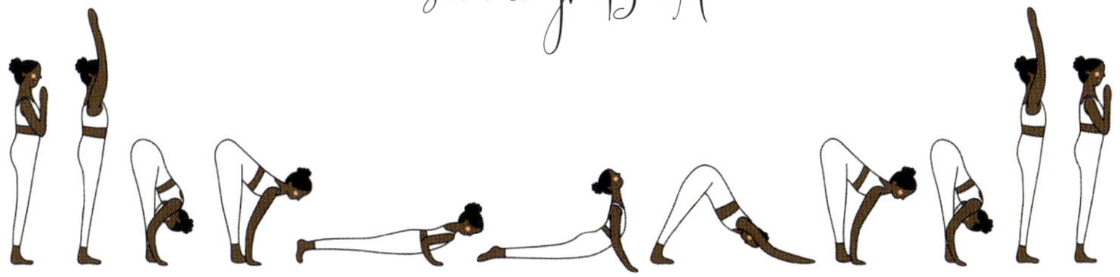

b.

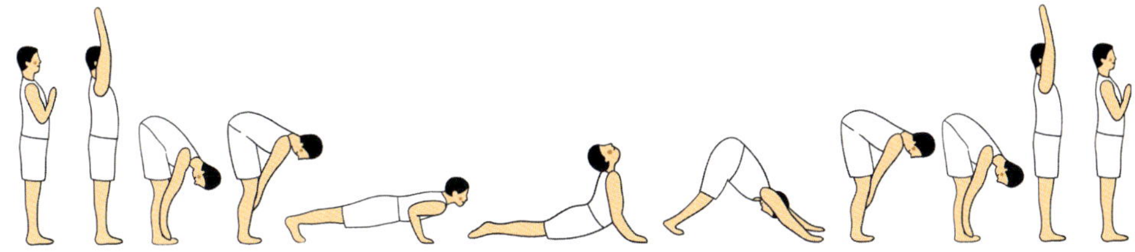

c.

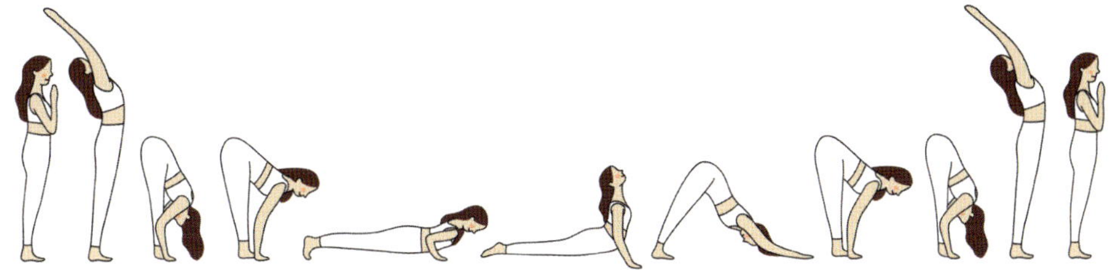

Sonnengruß B

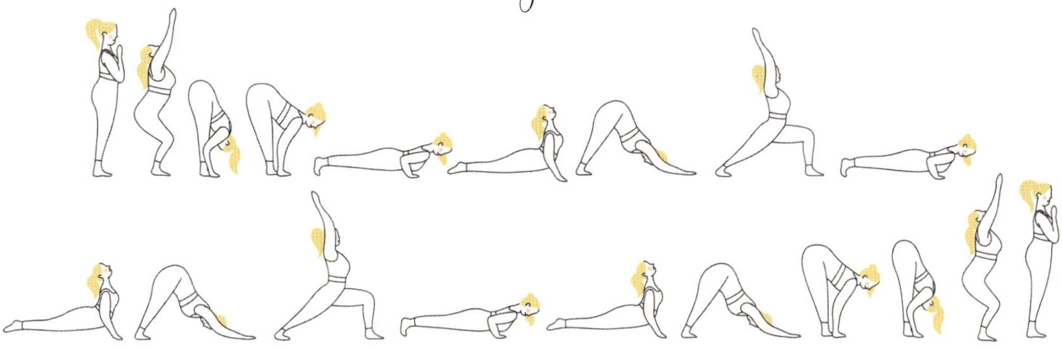

#6

Sonnengrüße aufpeppen

Wie verwandelst du diese vorgegebenen Sequenzen in etwas ganz Eigenes? Du peppst sie auf.

Sobald du diese Sequenzen kennst, kannst du sie im nächsten Schritt als Grundlage nutzen und lernen, eigene kreative Flows zu gestalten. Ganz allein.

Der Vorteil daran, eine dir bekannte Sequenz zu nutzen, um kreativ zu werden, ist, dass du immer etwas hast, das du als Nächstes machen oder worauf du zurückkommen kannst. Fühlst du dich verloren? Gehe zurück in den Herabschauenden Hund. Hast du vergessen, was als Nächstes kommt?

Mache an einem Punkt weiter, den du leicht erreichen kannst. Ist dein Selbstvertrauen verschwunden? Beginne einfach von vorn.

Die Sonnengrüße zu ergänzen, bedeutet, mit dem zu arbeiten, was schon vorhanden ist, und etwas Eigenes hinzuzufügen.

Eine zusätzliche Haltung, eine Bewegung innerhalb einer Haltung, eine Bewegung zwischen Haltungen:

Alles ist möglich.

Sonnengruß A aufpeppen

Zum Einstieg:

Den Sonnengruß A kann man am einfachsten ausgehend vom Herabschauenden Hund umgestalten.

Traditionell halten wir diese Pose des Flows am längsten, was uns Zeit und Raum zum Nachdenken gibt: Was kannst du als Nächstes hinzufügen, bevor du erneut in den Herabschauenden Hund zurückkehrst und anschließend den restlichen Sonnengruß ausführst?

Was solltest du hinzufügen? Alles, was du möchtest – vergiss nicht, dass dir die Tools #1 bis #5 dabei helfen. Die meisten von uns, die es zum ersten Mal probieren, denken vielleicht an Haltungen oder Bewegungen wie:

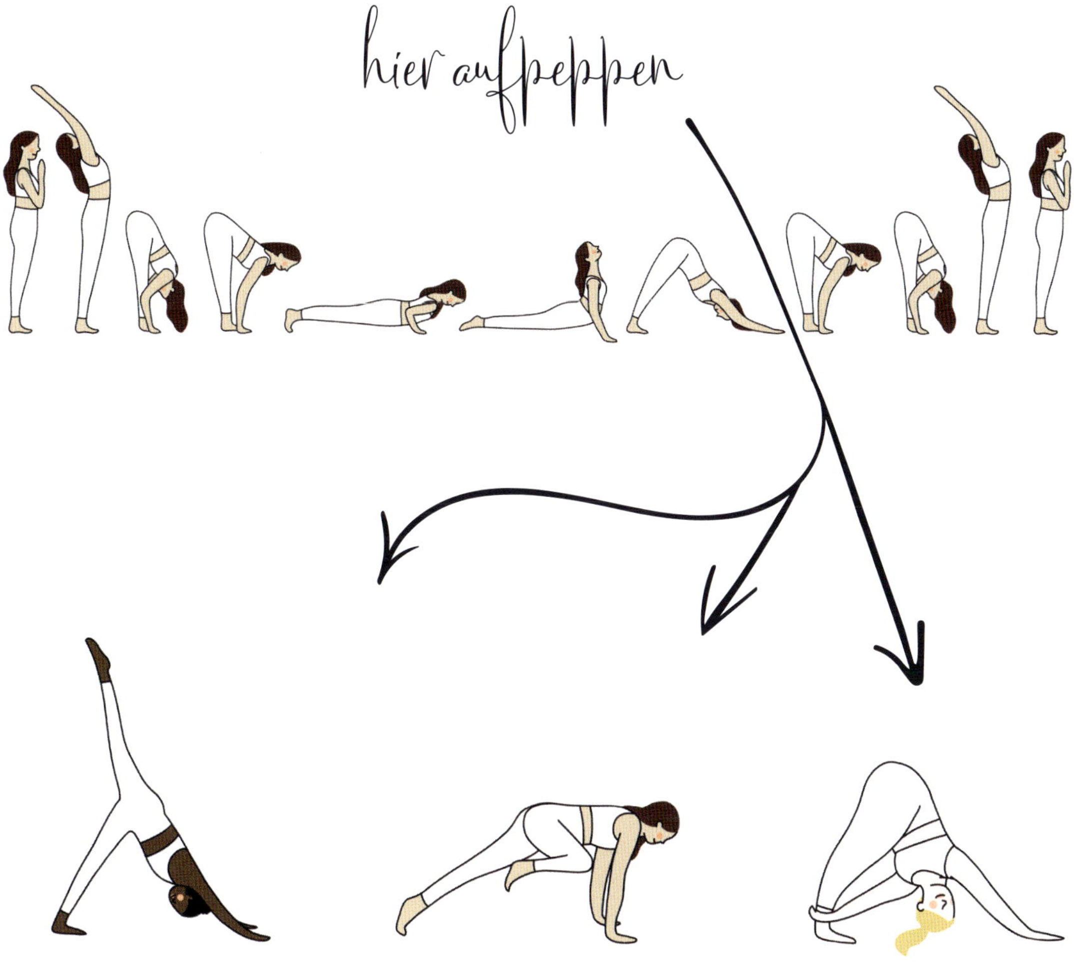

Dreibeiniger Hund

Mehrfach Knie zum Trizeps

Gedrehter Herabschauender Hund

Sonnengruß A aufpeppen

Für Fortgeschrittene: Sobald du dich superwohl damit fühlst, den Sonnengruß nach dem Herabschauenden Hund umzugestalten, kannst du den Flow an jedem Punkt aufpeppen.

Was auch immer du hinzufügst oder ausprobierst, führe danach einfach den restlichen Sonnengruß weiter aus und füge beim nächsten Mal entweder wieder dasselbe hinzu oder probiere etwas anderes aus.

hier aufpeppen

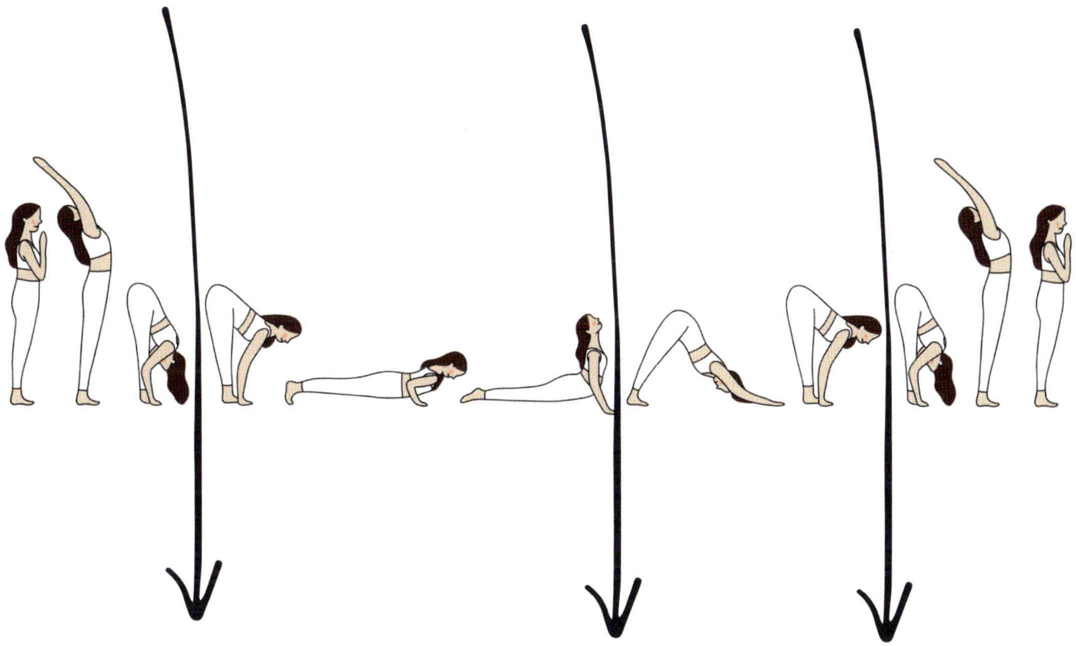

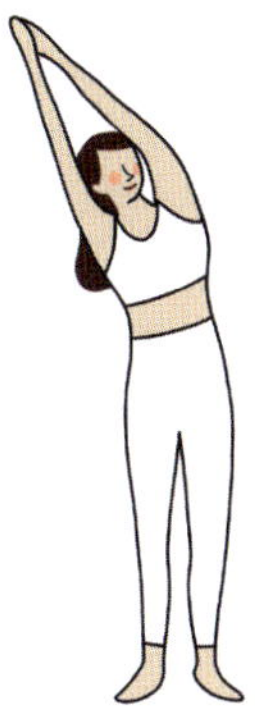

in der Berghaltung Seitbeugen ausführen

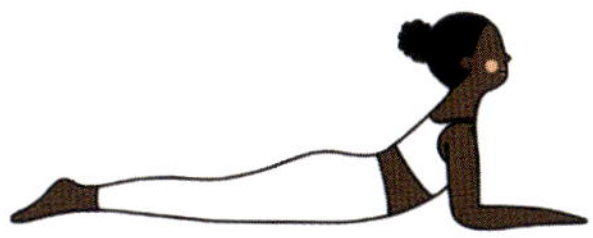

dreimal zwischen Heraufschauendem Hund und Sphinx wechseln

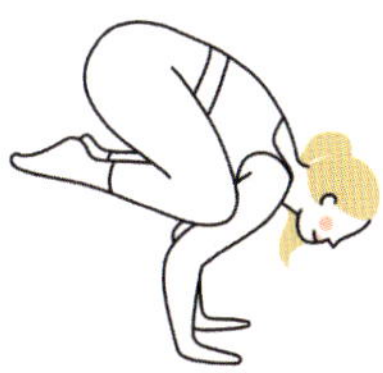

an der Krähe arbeiten

Sonnengruß B aufpeppen

Zum Einstieg:

Den Sonnengruß B kann man am einfachsten direkt vor Krieger I variieren – nicht ausgehend von Krieger I.

Das ist ein kleiner, aber bedeutender Unterschied.

Wenn du zur langweiligsten, unoriginellsten Vinyasa-Stunde der Welt gehen würdest, was käme nach Krieger I? Krieger II, oder? Und danach? Umgekehrter Krieger, nicht wahr? Als Nächstes käme natürlich der Gestreckte seitliche Winkel.
Und direkt danach würdest du dich innerlich verfluchen, weil du für diese todlangweilige Stunde Geld bezahlt hast.

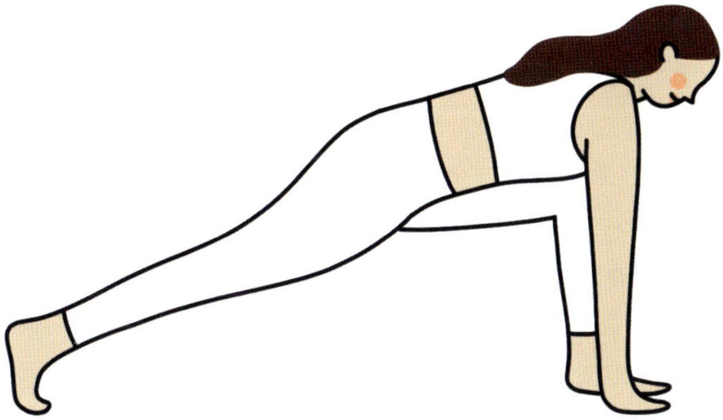

Aber seien wir nett zu diesem Yogalehrer: Wenn du erst einmal im Krieger I bist, kann es sich so anfühlen, als wärest du verpflichtet, mit dem Gesicht zum vorderen Teil deiner Matte gerichtet mit Haltungen im Stand weiterzumachen.

Wenn du jedoch direkt davor eine Variation einbaust, eröffnen sich unzählige andere Möglichkeiten. Im hohen Ausfallschritt, mit den Händen auf der Matte, fühlt es sich an, als hättest du deutlich mehr Optionen. Und die hast du auch! Warum?

- Dein Gewicht lastet gleichmäßig auf beiden Händen und Füßen. Daher fühlt es sich natürlich und machbar an, es auf jeden dieser Punkte zu verlagern.
- Du befindest dich auf mittlerer Höhe auf der Matte, wodurch du Haltungen im Knien, im Liegen und im Stand leicht erreichen kannst (beim gesamten nächsten Tool geht es darum, wie du diese verschiedenen Höhen oder Ebenen nutzen kannst, um deine Flows abzuwandeln).
- Wenn du diesen Punkt als Ausgangspunkt nutzt, wirst du kreativer sein.

Den Sonnengruß B peppst du an zwei Stellen auf – auf der rechten Seite und noch einmal auf der linken Seite.

Füge hinzu, was auch immer du möchtest. Du weißt jetzt, wie du die Sonnengrüße umgestalten kannst.

Als Nächstes folgen die Regeln, die du benötigst, um sicherzustellen, dass dieser kleine Trick für dich funktioniert.

Bedenke, dass du deine neue Haltung ausgehend von dem Ausfallschritt einschiebst, den du vor Krieger I einnimmst. Folgende Haltungen oder Bewegungen könntest du einbauen:

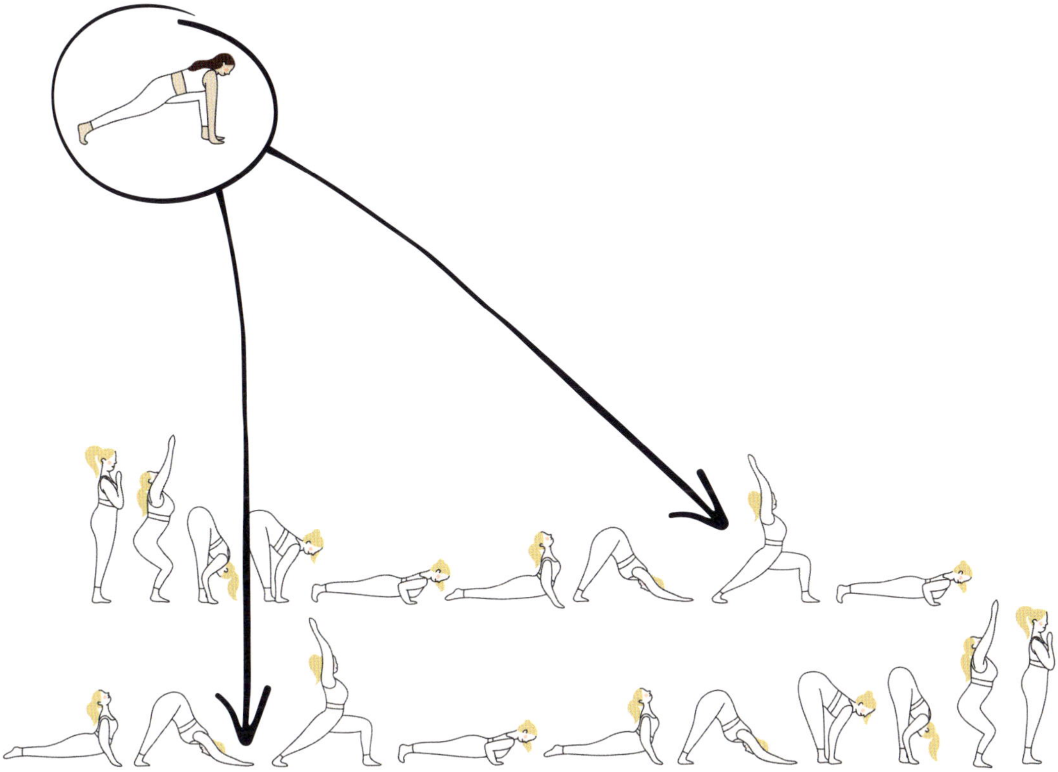

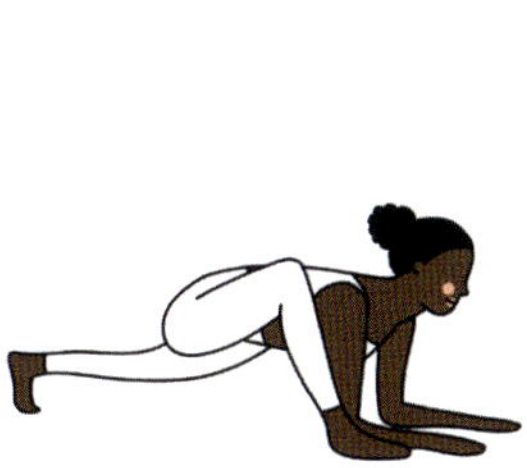

Eidechse

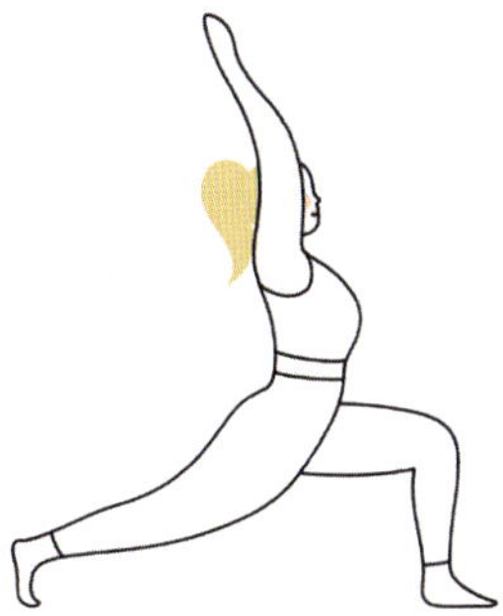

in den hohen Ausfallschritt aufrichten

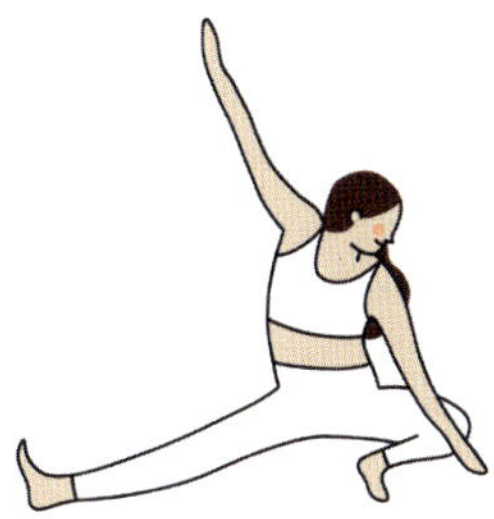

auf den Füßen in den seitlichen Ausfallschritt drehen

Sonnengruß B aufpeppen

Für Fortgeschrittene:

Sobald du dich wohl damit fühlst, den Sonnengruß vor Krieger I umzugestalten, kannst du den Flow auch an einem anderen Punkt aufpeppen.

Die Variation an jeder beliebigen Stelle kann auch mehr als eine kurze Haltung umfassen. Du kannst mehrere Haltungen oder einen kurzen Drill einfügen, an dem du gearbeitet hast, oder du kannst eine Pose sehr lange halten. Probiere alles einmal aus und finde heraus, was dir Spaß macht.

Ein paar Ideen

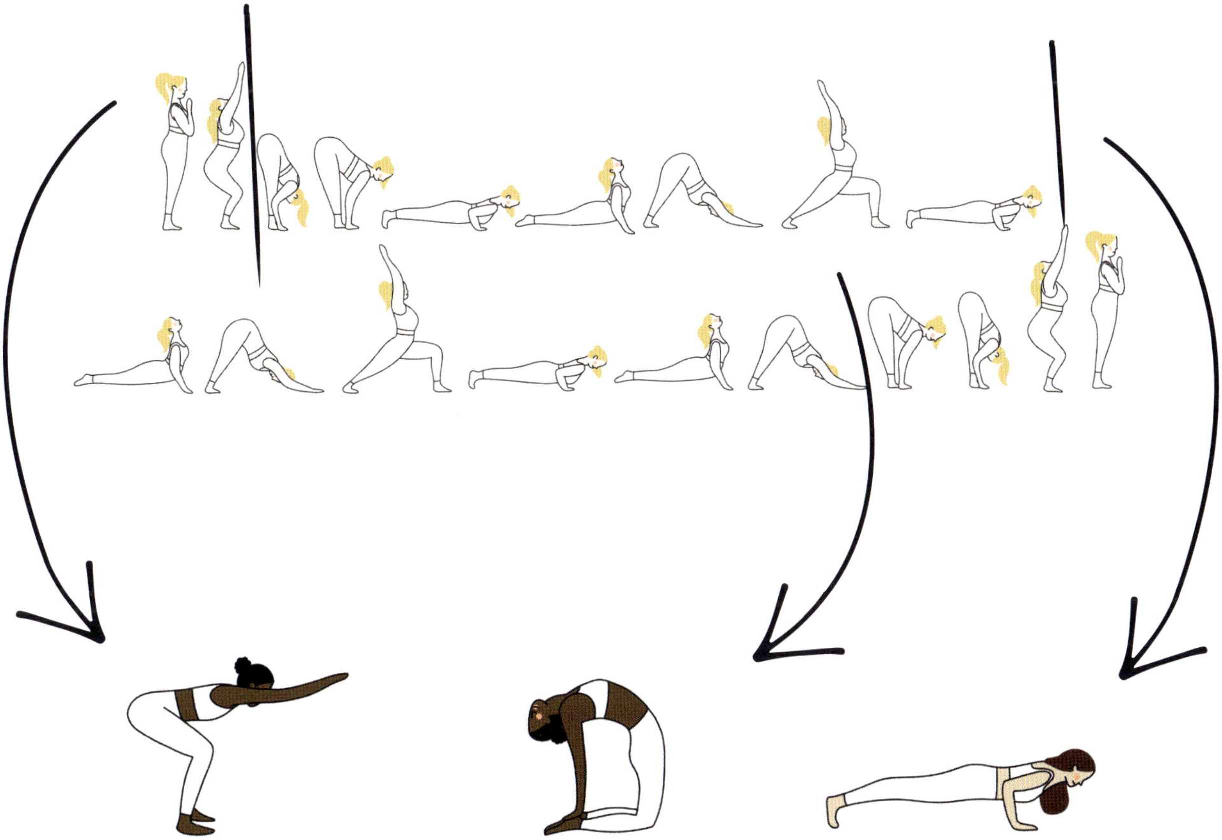

Oberkörper nach vorn neigen und 10 Sekunden lang den Halben Stuhl halten

hinknien und Rücken ins Kamel beugen

mehrfach zwischen hoher und tiefer Bretthaltung wechseln

Drei goldene Regeln fürs Aufpeppen des Yogaflows

1. Überfordere dich nicht

Es wird dir bestimmt irgendwann peinlich sein, wie schlecht du dich an eine Haltungsabfolge erinnern kannst, wenn du dich mitten in einem Flow befindest. Vielleicht bekommst du ein bisschen Panik, weil du nicht weißt, was als Nächstes dran ist, oder du hast auf der ersten Seite so viel Spaß und bist so präsent in deinem Körper, dass du auf der zweiten Seite überhaupt keine Ahnung hast, was du tun sollst oder in welcher Reihenfolge du es tun sollst.

Das ist okay! Es ist sogar der Sinn der Sache. Du sollst üben, dich mit einem Unwohlsein anzufreunden.

Die schwierige Pose, die du einfügst, lässt dich den Umgang mit körperlichem Unwohlsein üben. Die Herausforderung, Haltungen hinzuzufügen und vielleicht zu vergessen, lässt dich den Umgang mit geistigem Unwohlsein üben.

Diese Fähigkeiten wirst du mit von der Matte nehmen und sie werden dein Leben stark verändern. Ergreife die Gelegenheit, sie auszubilden.

Fang klein an, um dich nicht zu demotivieren: Zwei, drei oder maximal vier Haltungen oder Bewegungen reichen auf jeden Fall, damit es interessant bleibt.

2. Nutze den Herabschauenden Hund zum Nachdenken

Das ist die effizienteste Zeit des gesamten Tags zum Nachdenken. Zeit zum Nachdenken, die praktisch jeden Muskel deines Körpers erfasst? Immer gern!

Auch wenn du hier gefühlt ewig verharrst, während du grübelst, was du als Nächstes tun sollst, ist das in Ordnung.

Natürlich kann auch jede andere Haltung, die du dir aussuchst, funktionieren – die Kindhaltung ist einer meiner Favoriten.

3. Akzeptiere, dass Perfektion dein Feind ist

Die »Yogapolizei« wird nicht in dein Schlafzimmer stürmen, um dich zu verwarnen, wenn du mitten im Flow vom rechten Weg abkommst. Du wirst deinen Körper nicht für immer falsch ausrichten, wenn du vergisst, die gleichen Haltungen auf der zweiten Seite zu wiederholen. Du kannst nach der Hälfte des Flows innehalten, ein paarmal tief durchatmen und von vorn beginnen.

Es gibt hier keine Perfektion. Nur Übung. Sehr, sehr viel Übung.

#7

Mal was Neues

Eine interessante, abwechslungsreiche und spannende Praxis kann uns immer wieder auf die Matte bringen.

Das Tool »Mal was Neues« wird dir helfen, spontan Flows zu kreieren, die dieses Motto widerspiegeln. Ganz ohne Planung oder Vorbereitung. Intuitiv, während du dich bewegst.

Du kennst bereits die Tools, die dir dabei helfen, Ideen zu entwickeln zur Frage, WELCHE Haltungen du ausführen kannst. Du weißt, WIE und WO du die Sonnengrüße variieren kannst. Jetzt werden wir beim Aufpeppen der Sonnengrüße noch kreativer.

Dazu kannst du die folgenden Dinge verändern:

1. Wechsle die Ebene.
2. Wechsle die Gliedmaßen.
3. Wechsle die Richtung.

Wenn du nicht weißt, was du in deinem Flow als Nächstes tun sollst oder wie du ihn originell zusammenstellen kannst, frage dich: Wie kann ich die Ebene und/oder Gliedmaßen und/oder Richtung wechseln?

Es ist unglaublich einfach, du wirst es nie vergessen und es funktioniert immer. Sehen wir uns ein paar Beispiele an.

Die Ebene wechseln

In unserer Yogapraxis gibt es drei Ebenen:

Tiefe Ebene: auf der Matte liegend

Mittlere Ebene: Hände/Knie auf der Matte

Hohe Ebene: stehend

Beinahe alle Yogahaltungen können mit ein wenig Variation auf mindestens zwei Ebenen, wenn nicht sogar auf allen dreien ausgeführt werden.

Wenn du diesen Vorschlag umsetzt, kannst du eine einzige Idee oder Haltung in einen Fluss neuer Haltungen, neuer Flows und dadurch neuer Gefühle in Körper und Geist übersetzen.

Beginne am einfachsten mit folgender Veränderung: Gehe zurück zu den Abschnitten »Sonnengruß A/B aufpeppen – zum Einstieg« (Variation ausgehend vom Herabschauenden Hund oder vom Tiefen Ausfallschritt direkt vor Krieger I) und lasse dich von den folgenden Vorschlägen inspirieren, eine Haltung einzunehmen, die du vielleicht noch nie ausgewählt hast.

Das sind einige meiner Favoriten

tiefe Ebene
auf der Matte liegend

mittlere Ebene
Hände/Knie auf der Matte

hohe Ebene
stehend

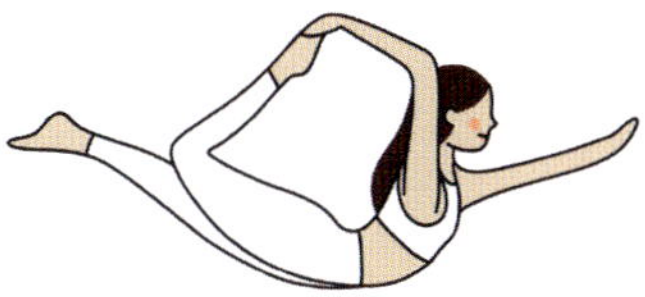

Halber Bogen

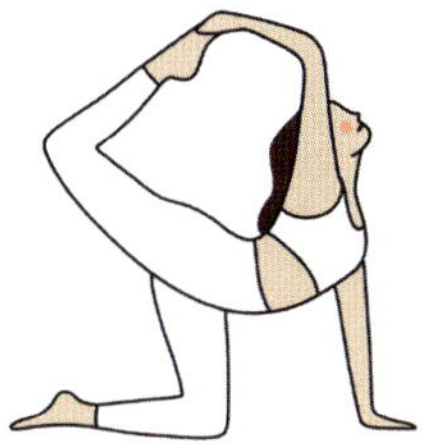

Tiger

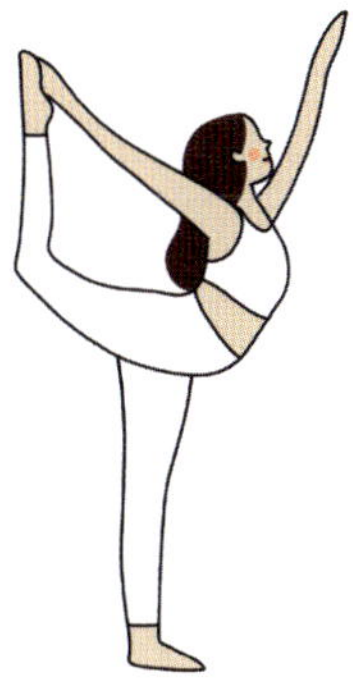

Tänzer

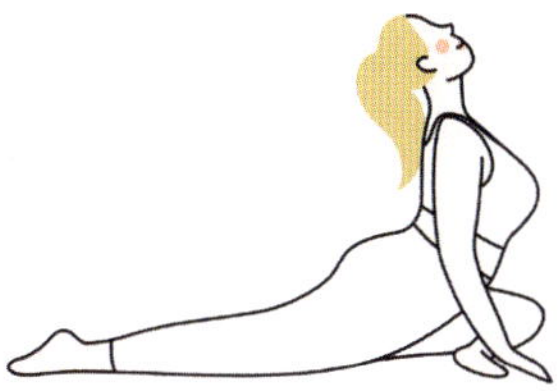

Taube

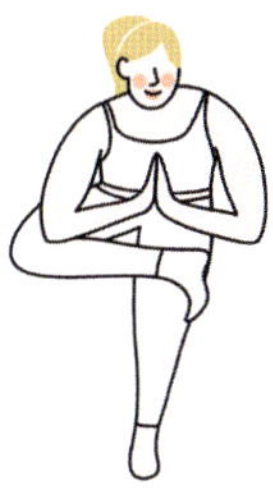

Einbeiniger Stuhl

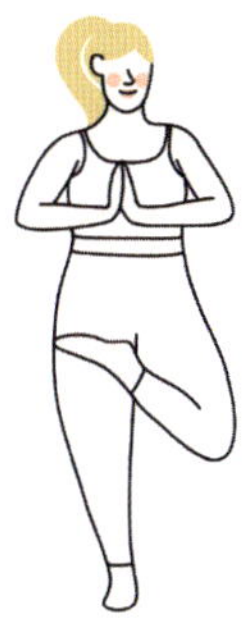

Halber Lotus im Stand

Die Gliedmaßen wechseln

Sobald wir ein führendes Bein oder einen führenden Arm auf einer führenden Seite haben, denken wir unwillkürlich, dass die nächste Bewegung eine andere Haltung sein muss, die mit diesem führenden Körperteil beginnt.

Wenn du das Körperteil bewusst wechselst, wird dein Flow aber automatisch interessanter. Sehen wir uns einmal an, wie die folgenden Vorschläge deine Flows verändern können.

Ein Beispiel mit dem rechten Bein als führendem Glied

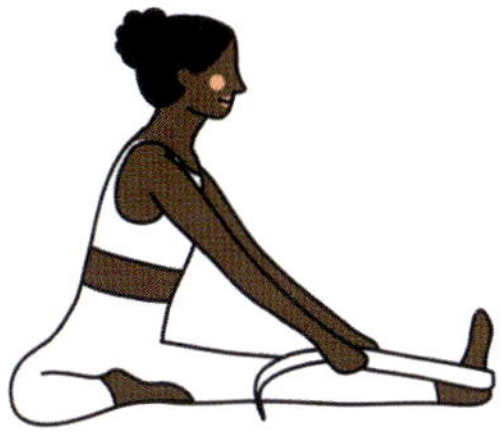

Kopf-Knie-Haltung

zum linken Bein wechseln

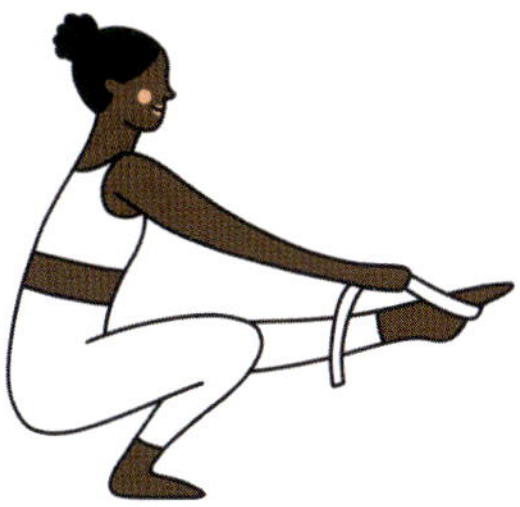

Rechten Fuß auf dem Boden aufstellen und in eine Einbeinige Kniebeuge gehen.

zum Arm wechseln

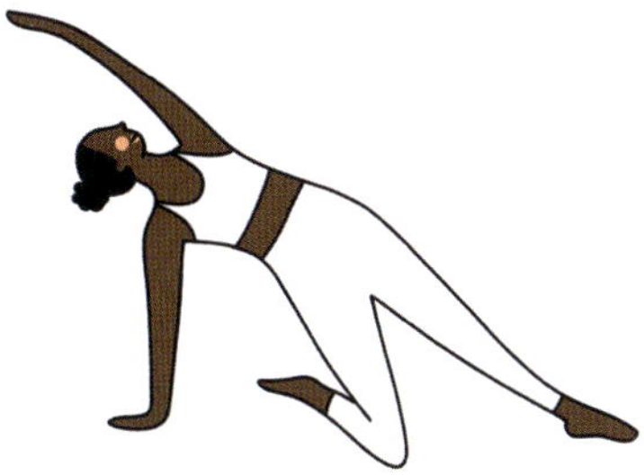

Rechte Hand hinten auf den Boden platzieren und eine modifizierte Wild-Thing-Haltung einnehmen.

Die Richtung wechseln

In deiner Praxis kann sich Spannendes und Neues ergeben, wenn du eine Haltung oder einen Teil deiner Sequenz in eine andere Richtung gedreht auf deiner Matte ausführst.

Moderne Yogamatten sind eine wunderbare Erfindung. Wenn eine gute Matte richtig am Boden haftet, wirkt sich das sehr positiv auf die Praxis aus.

Aber trotz einer gut haftenden Matte wird es dir schwerfallen, deine Praxis kreativ und abwechslungsreich zu gestalten, wenn dein Blick nur am vorderen Teil deiner Matte haftet.

Wechsle bewusst die Richtung:

- von vorn nach hinten,
- von einer Seite auf die andere,
- von aufrecht zu kopfüber,
- von diagonal zu diagonal.

Sehen wir uns an, wie sich diese Vorschläge auf etwas Supersimples wie den Krieger I auswirken kann.

Du stehst im Krieger I

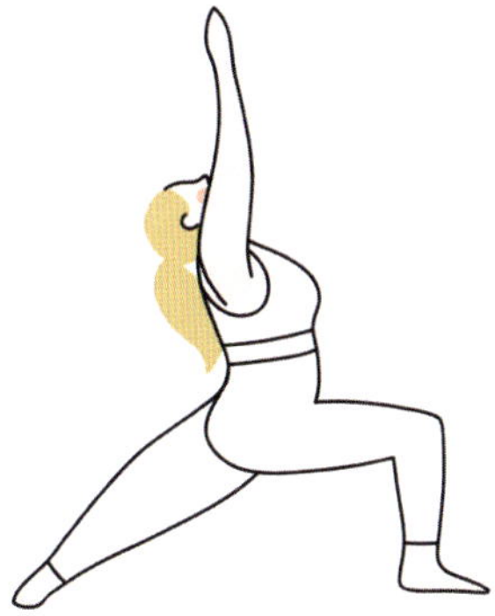

Krieger I

von aufrecht zu kopfüber

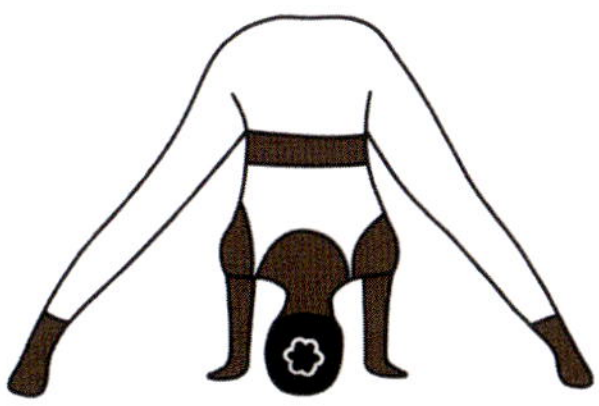

zur Seite drehen und
in eine gegrätschte Vorbeuge gehen

von vorn nach hinten

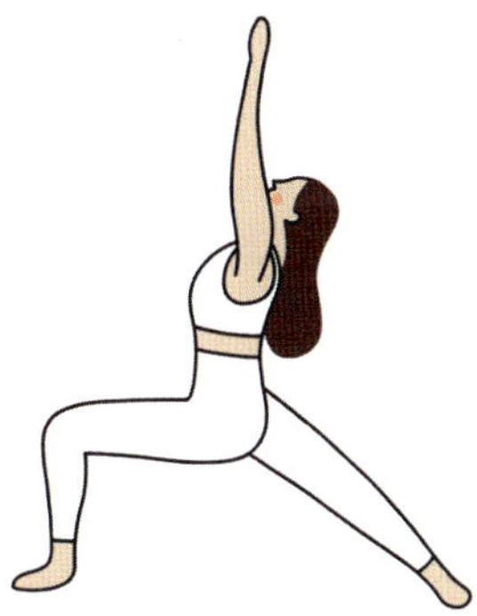

um 180 Grad drehen, sodass dein Blick
zum hinteren Teil der Matte gerichtet ist,
Krieger I halten und den Sonnengruß fortsetzen

#8

Kreative Flows

Bist du bereit, über die vorgegebene Struktur der Sonnengrüße hinauszugehen?

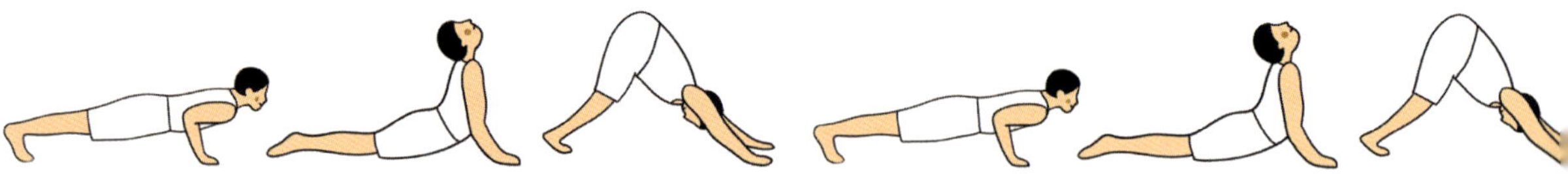

Dieses Tool ermöglicht es dir, dich auf einfache, aber effektive Weise bei deinen Flows kreativ auszuleben, indem du einen Umkehrpunkt festlegst oder eine neue verbindende Minisequenz findest.

Vinyasa ist natürlich eine Yogarichtung, aber viele Yogalehrer verwenden den Begriff auch für die verbindende Sequenz, die aus der Tiefen Bretthaltung, dem Heraufschauenden Hund und dem Herabschauenden Hund besteht.

Diese kraftvolle kurze Sequenz kann verschiedene Teile deiner Praxis miteinander verbinden. Aber was ist, wenn dich Vinyasas langweilen, du keine Lust auf endlose Bretthaltungen hast und den Heraufschauenden Hund sowieso noch nie mochtest? Kein Problem! Suche dir einfach einen anderen Umkehrpunkt oder eine andere verbindende Minisequenz aus!

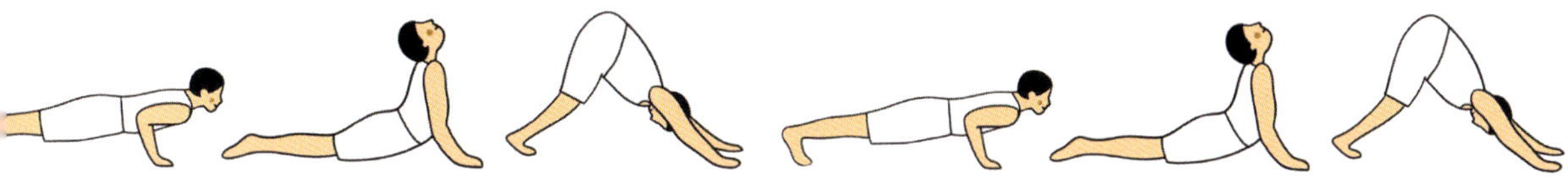

Umkehrpunkt

Ein Umkehrpunkt ist eine Haltung, auf die du zurückkommst beziehungsweise in die du zurückkehrst, sobald du den Sonnengruß aufgepeppt oder einen eigenen kreativen Flow durchgeführt hast.

Er kann die Flows auf der linken und der rechten Körperseite voneinander trennen. Du kannst ihn nur kurz oder auch länger halten, um deine Kraft und Flexibilität weiterzuentwickeln oder auch das Wissen, dass du durchhältst, wenn es hart wird!

Ein neuer Umkehrpunkt verleiht deiner Praxis einen Fokus: Er gibt dir viele Gelegenheiten, um auf das zurückzukommen, woran auch immer du arbeitest. Und indem du die Haltung wieder und wieder ausführst, beobachtest und spürst du viel mehr Nuancen als bei irgendeiner anderen Haltung deines Flows.

Ein paar Vorschläge

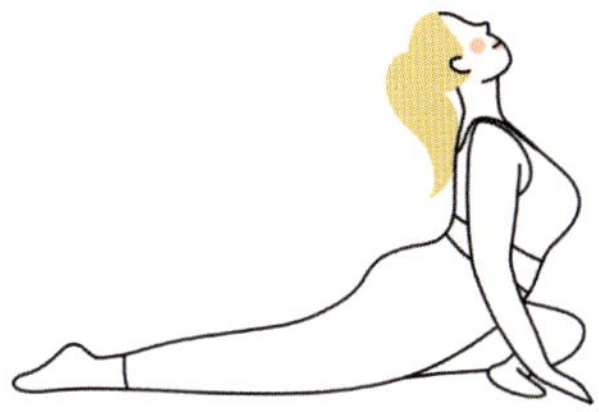

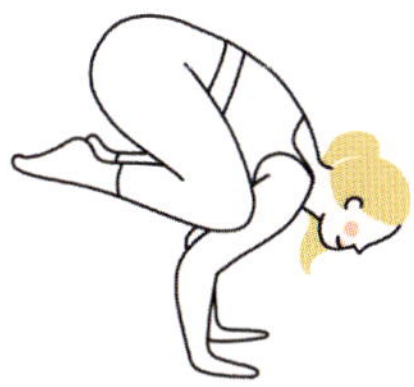

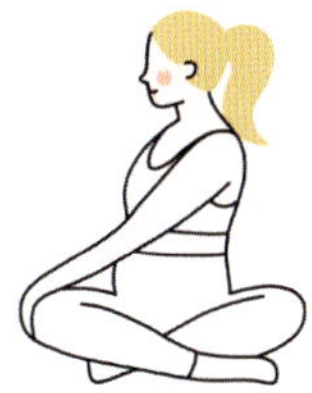

Flow zum Öffnen der Hüfte

Dein Flow besteht aus vielen verschiedenen hüftöffnenden Haltungen. Wähle die Taube oder den Frosch als Umkehrpunkt und halte die Pose lange.

Flow zum Kraftaufbau

Du kommst richtig ins Schwitzen und möchtest dich herausfordern. Dein Umkehrpunkt könnte die Krähe sein, die du zehn Atemzüge lang hältst.

Flow mit Schwerpunkt Drehungen

Alle deine Posen enthalten eine Drehung. Wähle eine einfache Drehung im Sitzen als Umkehrpunkt und drehe dich dabei nach links und rechts, um die Bewegung fortzuführen.

Verbindende Minisequenz

Wie ein traditionelles Vinyasa kann auch jede andere Minisequenz eine kreative Haltungssequenz harmonisch einrahmen.

Eine verbindende Minisequenz ist eine kleine Reihe an Haltungen, die du während deiner gesamten Praxis nutzt, um einen Haltungssatz mit einem anderen zu verbinden.

Du kannst dich dabei auch wunderbar auf das Thema oder den Schwerpunkt deiner Praxis konzentrieren, oder aber auf eine Haltung, eine Fähigkeit oder ein Gefühl, mit der oder dem du dich gern eingehender auseinandersetzen möchtest.

Führen wir die vorherigen Beispiele fort

Flow zum Öffnen der Hüfte

Falls eine lange gehaltene Taube oder ein lang gehaltener Frosch nicht zu deiner dynamischen Praxis passt, könnte der folgende Flow eine Option sein:

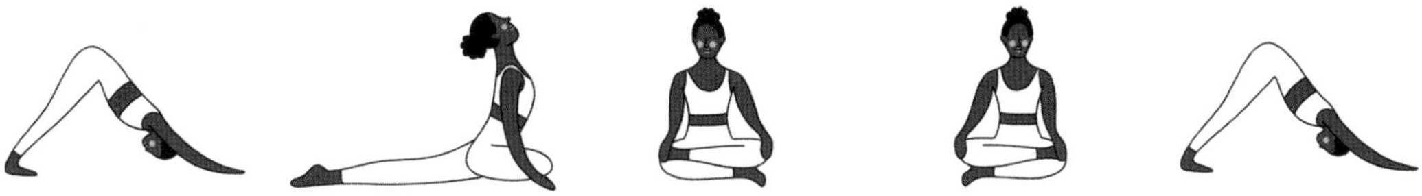

Flow zum Kraftaufbau

Möchtest du, dass sich das Halten der Krähe »flowiger« anfühlt? Wie wäre es damit?

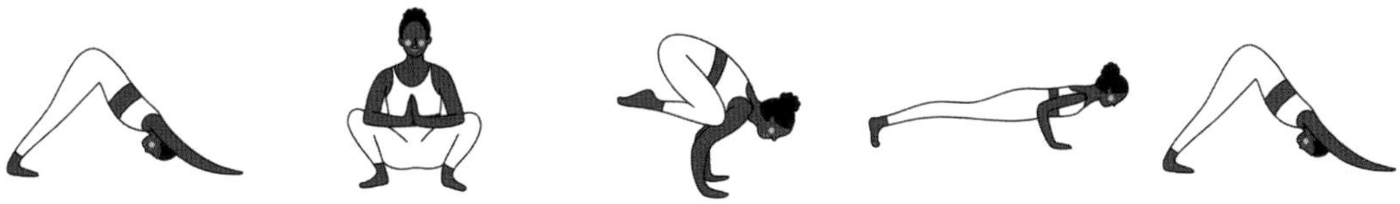

Flow mit Schwerpunkt Drehungen

Wenn du die einfache Drehung im Sitzen ausbauen möchtest, könnte es so aussehen:

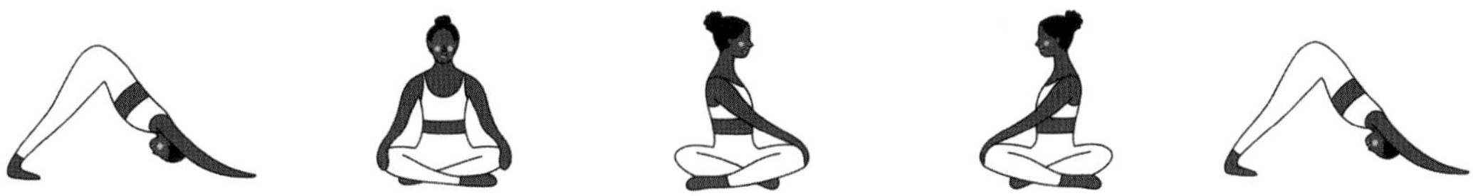

Gestaltung einer Praxis

Nun führen wir alle Elemente zusammen und gestalten eine ganze eigenständige Praxis.

Dieser Augenblick kann sich sowohl sehr beängstigend als auch unheimlich befreiend anfühlen. Nimm beide Gefühle an. Später im Buch werde ich dir Tools vorstellen, die dir helfen, die Herausforderungen zu bewältigen, vor die dich dein Kopf stellt, wenn du deine Matte für eine ganze Praxis betrittst, sowie Instrumente, die dir helfen, überhaupt dorthin zu gelangen. Aber denke jetzt einfach daran, dass du die beste Lehrerin für dich bist und dass deine Selbstpraxis, genau so, wie sie ist, wundervoll ist.

Sei mutig, probiere es einfach aus!

Die folgenden beiden Tools dienen dazu, eine Reihe kürzerer Flows zu einer ganzen Praxis zu verknüpfen.

Zu einer Praxis, bei der du die verfügbare Zeit möglichst gut ausnutzt und die dir so viel Struktur oder so viel Freiheit verleiht, wie du benötigst, damit du sie durchführst.

Tool #9:
Die Wellenpraxis

Tool #10:
Die Minipraxis

#9

Die Wellenpraxis

Diese Herangehensweise solltest du wählen, wenn du möchtest, dass deine Selbstpraxis das ganzheitliche Wesen einer traditionell sequenzierten Vinyasa-Yogastunde widerspiegelt.

Dabei beziehst du die vier oder fünf Segmente ein, die in einer Stunde behandelt werden, wobei jedes auf natürliche Weise fließend in das nächste übergeht.

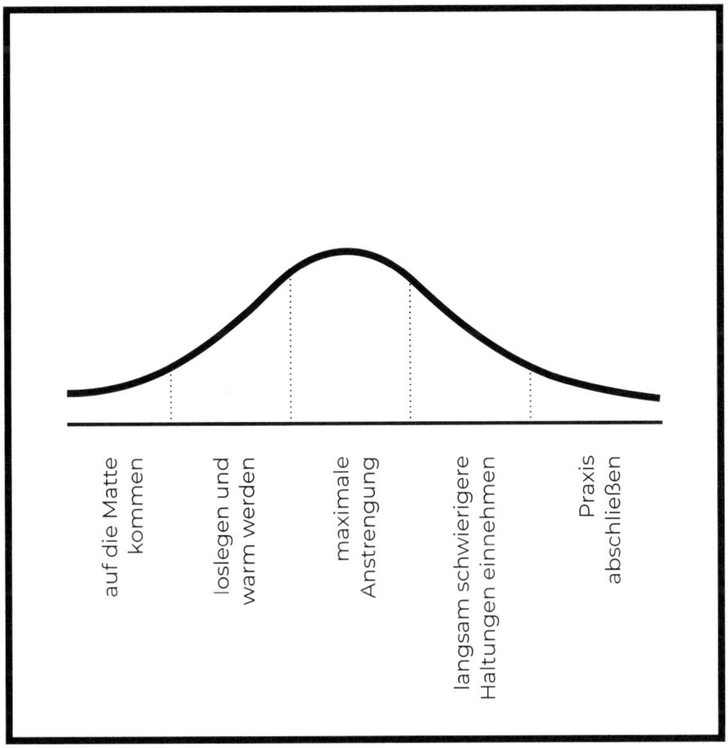

In der Yogalehrersprache sieht die Welle folgendermaßen aus:

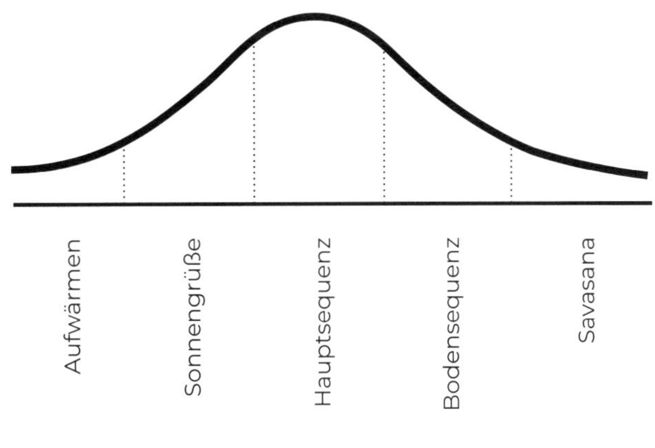

Dieser Praxisaufbau ist extrem effektiv, weil du deinen Körper automatisch auf die härtere körperliche Arbeit der Peak-Posen oder Hauptsequenz vorbereitest.

Dabei nutzt du die Wärme und die Verbindung zwischen Geist und Körper, um an den tieferen Haltungen zu arbeiten, die die Bodensequenz häufig mit sich bringt. Mit Blick auf die intensivere mentale Arbeit, die Savasana beinhaltet, entspannst du den Körper dann langsam.

Diese Herangehensweise solltest du auch wählen, wenn dir Struktur wichtig ist.

Allein auf die Matte zu gehen, kann beängstigend sein, weil du nicht unbedingt weißt, was als Nächstes kommen soll oder ob du alles in der »richtigen« Reihenfolge ausführst. Deine Praxis als Welle zu strukturieren, bietet dir einen Leitfaden.

Es gibt allerdings keine Regeln. Im Laufe der Zeit und mit mehr Übung kannst und wirst du diesen Rahmen so abwandeln, dass die Praxis völlig anders aussieht. Dennoch wird sie immer noch den Gedanken widerspiegeln, der hinter dieser Art von Praxis steht. Vorerst kann es jedoch sehr hilfreich sein, sich an das Muster und die grobe Zeiteinteilung zu halten.

Zeiteinteilung

Es folgen Vorschläge, wie du die verfügbare Zeit zwischen den verschiedenen Segmenten aufteilen kannst.

An manchen Tagen möchtest du vielleicht direkt mit den Sonnengrüßen durchstarten. An anderen Tagen hast du eher Lust auf viele Übungen zur Hüftöffnung und möchtest den Bodenteil ausgiebiger gestalten, sodass er den Großteil deiner Praxis ausmacht. Das ist vollkommen in Ordnung. Die folgende Zeiteinteilung soll dir lediglich als Anhaltspunkt dienen, damit du loslegen kannst.

Leitfaden zur Zeiteinteilung einer Wellenpraxis

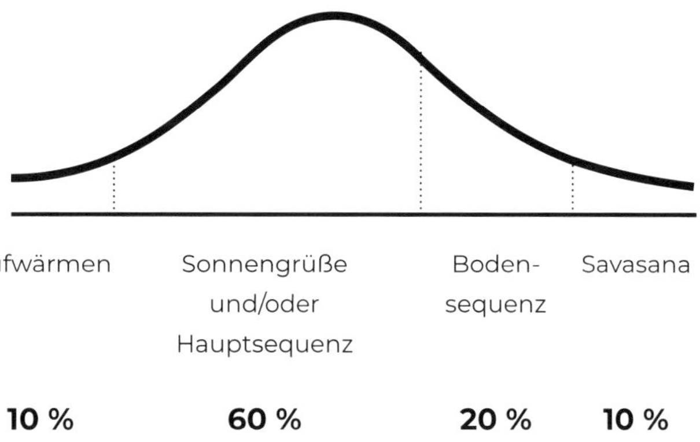

Die folgende Tabelle zeigt detaillierter, wie diese Zeiteinteilung für eine Praxis zwischen 30 und 120 Minuten Dauer aussehen könnte.

Du wirst feststellen, dass die Minutenangaben nicht immer perfekt zu den Prozentangaben passen: Sie sollen als grobe Orientierung dienen, nicht als strenge Vorgaben – nicht zuletzt, weil es vermutlich keinen Spaß macht, bei einer Praxis ständig die Uhr im Auge behalten zu müssen.

Du kannst dir Tool #3 ansehen, das dir beim Erstellen einer Playlist hilft, die dir während der Praxis signalisiert, dass es anstrengender oder entspannter wird.

Alternativ kannst du dir auch vor Beginn deiner Praxis grob überlegen, wann du zum nächsten Teil übergehen möchtest. Vergiss nicht, dass dieses Tool dir helfen und dich nicht behindern soll: Es ist überhaupt kein Problem, wenn du dich nicht an die Zeiteinteilung hältst!

Die Welle Zeiteinteilung		30 Min.	45 Min.	60 Min.	90 Min.	120 Min.
Aufwärmen	10 %	3	4	5	10	13
Sonnengrüße	20 bis 30 %	9	12	10	15	20
Haupt-sequenz(en)	30 bis 40 %	10	15	25	35	50
Bodensequenz	20 %	5	10	15	20	25
Savasana	10 %	3	4	5	10	12

In der oben stehenden Tabelle habe ich das Rechnen für dich erledigt. Natürlich nur ganz grob, aber dennoch genau genug, dass du loslegen kannst.

Bei einer etwas kürzeren Praxis funktioniert es gut, die Zeit relativ gleichmäßig zwischen den Sonnengrüßen und der Hauptsequenz aufzuteilen. Hast du weniger als 30 Minuten Zeit? Dann ist Tool #10, »Die Minipraxis«, passend für dich.

Bei einer längeren Praxis verschiebt sich die Zeiteinteilung hin zu einer längeren Hauptsequenz, denn endlose Sonnengrüße sind wahrscheinlich nicht der Grund, warum du auf die Matte gekommen bist. Falls doch, darfst du dich natürlich mit Sonnengrüßen austoben!

Abschnitte der Wellenpraxis

Sehen wir uns genauer an, was jeder dieser Abschnitte beinhalten kann und wie du in jeder Phase verschiedene Tools aus diesem Buch als Impuls und Inspiration nutzen kannst.

1. Aufwärmen

Hierbei geht es darum, deinen Körper auf das vorzubereiten, was später folgt.

An manchen Tagen weißt du vielleicht schon, was das sein wird, an anderen Tagen weißt du es noch nicht. Es folgen einige Herangehensweisen für beide Fälle.

Bewege dich im Zweifel einfach so, dass es sich gut anfühlt. Du musst keine tatsächlich existierenden Haltungen einnehmen oder dich mit perfekter Ausrichtung (falls sie überhaupt existiert) bewegen.

Ich weiß, wie meine Praxis aussehen wird.

Schlüsselkörperteile
Vielleicht hast du etwas aus Tool #1, »Die Haltungswahl«, als Thema deiner Praxis ausgesucht. Frage dich, mit welchen Körperteilen du dich ein bisschen beschäftigen solltest, bevor du sie belastest. Zu den klassischen Kandidaten zählen Handgelenke, Schultern, oberer Rücken, Hüfte, Oberschenkelrückseiten, Füße beziehungsweise Sprunggelenke.

Gegensätze
Du weißt, dass der Schwerpunkt deiner Praxis auf einer Haltungsart oder einem bestimmten Körperteil liegen wird. Warum widmest du dich beim Aufwärmen nicht einmal ein paar Minuten lang den Körperteilen oder den Teilen deiner Praxis, die nicht in der Hauptsequenz behandelt werden?

Vielleicht wird deine Praxis sehr »flowig« und kreativ, dann könntest du als Ausgleich mit einem lange gehaltenen Kopfstand beginnen oder deine Praxis mit Schwerpunkt Rückbeugen mit ein paar sanften Vorbeugen einleiten.

Ich weiß nicht, in welche Richtung meine Praxis gehen wird.

Die magischen drei
Wir alle haben Körperteile, die ein wenig mehr liebevolle Zuwendung benötigen, bevor wir richtig loslegen. Frage dich, auf welche deiner Körperteile das zutrifft, und widme dich ihnen beim Aufwärmen – es lohnt sich!

Finde heraus, was deine magischen drei Körperteile sind, und konzentriere dich beim Aufwärmen auf sie.

Hineinhorchen
Bei Tool #5 sind wir auf diese Möglichkeit eingegangen. Nutze das Aufwärmen als körperliches Hineinhorchen, damit du genau die Praxis hast, die du an einem bestimmten Tag brauchst. Das kannst du auf verschiedene Arten tun: Du kannst dich ganz frei bewegen und abwarten, welches Feedback du erhältst, einfache Haltungen wie den Herabschauenden Hund und das Kind im Wechsel ausführen oder einen mentalen oder physischen Bodyscan durchführen. Dies bedeutet, jedes Körperteil zu bewegen oder alle Körperteile geistig durchzugehen, um zu spüren, wie sie sich anfühlen.

2. Sonnengrüße

Der Name ist Programm.

Vielleicht führst du ganz traditionell fünf Sonnengrüße A und fünf Sonnengrüße B aus, bevor du zum nächsten Teil übergehst. Vielleicht absolvierst du ein paar traditionell und peppst sie dann wie bei Tool #6 skizziert auf. Oder du übst direkt die aufgepeppten Versionen.

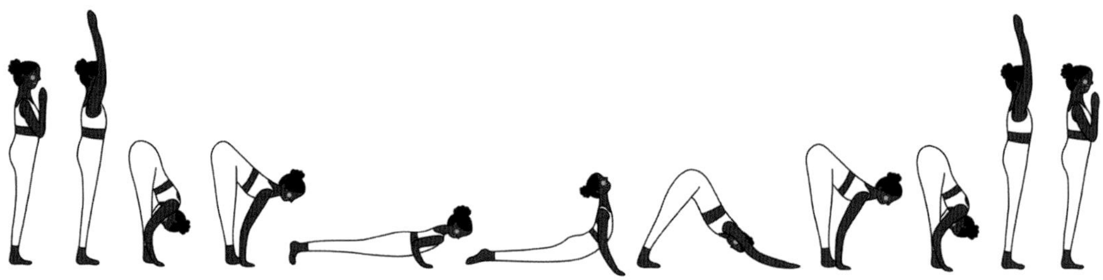

3. Hauptsequenz

Hier kannst du richtig kreativ werden, falls dir das in deiner Praxis besonders viel Spaß macht.

Nutze Tool #7, »Mal was Neues«, und Tool #8, »Kreative Flows«, um frischen Wind in deine Praxis zu bringen und Haltungen auf neue Arten miteinander zu verbinden, vor allem diejenigen, mit denen du dich beim Aufwärmen und den aufgepeppten Sonnengrüßen kurz beschäftigt hast. Falls dir dieser Teil der Praxis am meisten Angst bereitet, keine Panik, hier folgen ein paar Tipps:

- Konzentriere dich im vorherigen Abschnitt auf traditionelle Sonnengrüße und arbeite in diesem Abschnitt daran, sie immer wieder aufzupeppen, bis du das Selbstvertrauen hast, dich zu anderen Haltungen und Bewegungen vorzutasten.

- Vergiss nicht, dass Unsicherheit – sich unbeholfen zu fühlen, innezuhalten und nicht zu wissen, was man als Nächstes tun soll, oder auf der zweiten Seite nicht genau dasselbe zu machen wie auf der ersten – natürlich ist. Das Überwinden dieser Unsicherheit ist der Grund, warum du Yoga praktizierst. In Tool #11 gehen wir genauer darauf ein.

- Das ist der perfekte Zeitpunkt, um etwas aus Tool #2, »Der Ideengenerator«, zu integrieren und sich auf die Tools #7, »Mal was Neues«, und #8, »Kreative Flows«, zu konzentrieren.

4. Bodensequenz

Ich schlage folgende Reihenfolge für die Bodensequenz deiner Praxis vor:

1. Umkehrhaltungen/armgestützte Haltungen/Übungen zum Kraftaufbau
2. Rückbeugen
3. Hüfte
4. Vorbeugen
5. Drehungen

Die Bodensequenz muss nicht aus bodenbasierten Haltungen bestehen, aber diese Haltungskategorien eignen sich gut für diesen Praxisteil.

Du kannst eine Haltung oder drei Haltungen pro Kategorie ausführen, ein oder zwei Kategorien komplett überspringen oder den Schwerpunkt auf ein oder zwei Kategorien legen. Alle Optionen stehen dir zur Verfügung. Die Grenze ist deine Kreativität.

Die Reihenfolge dieser Kategorien ist jedoch sehr logisch. Daher würde ich dir empfehlen, sie einzuhalten.

1. **Umkehrhaltungen/armgestützte Haltungen/Übungen zum Kraftaufbau:** Jetzt bist du hoffentlich richtig aufgewärmt und hast ein gutes Gefühl für deinen Körper. Deshalb ist nun der perfekte Zeitpunkt, um dich auf schwierigere Posen wie Umkehrhaltungen und armgestützte Haltungen zu konzentrieren und/oder Übungen zum Kraftaufbau wie Core-Training durchzuführen, falls es dir Spaß macht. Falls nicht, gehe direkt über zu ...

2. **Rückbeugen:** Die meisten von uns benötigen dabei viel Energie und Willenskraft. Führe sie deshalb gleich zu Beginn dieses Abschnitts durch, wenn du noch möglichst viel Energie und Willenskraft hast.

   Die klassische Option ist, dreimal das Rad einzunehmen mit jeweils einer ausreichenden Pause dazwischen. Natürlich gibt es noch deutlich mehr Möglichkeiten (Tool #1 hilft dir dabei).

3. **Hüfte:** Führe zwischen der Streckung der Hüfte, die Rückbeugen mit sich bringen, und der Beugung, die Vorbeugen mit sich bringen, Haltungen aus, bei denen die Wirbelsäule entlastet wird.

4. **Vorbeugen:** Diese zusammenziehenden Bewegungen sind ein fantastischer vorletzter Schritt in deiner aktiven Praxis, weil sie entspannend und beruhigend wirken.

5. **Drehungen:** Drehungen sind eine Haltungskategorie, die man leicht vergisst, die aber die Vorbeugen hervorragend ausgleicht und deinem Körper abschließend unheimlich wohltuende Bewegungen beschert.

Bitte sei nett zu dir selbst. Vielleicht fühlst du dich langsam wohl bei der Gestaltung von Flows. So vollkommen unvollkommen diese auch sein mögen, in dieser Phase deiner Praxis darfst du gern auf Flows verzichten. Die Posen in diesen Kategorien kann man wunderbar länger halten und häufiger wiederholen. Daher lassen sie sich nicht so leicht miteinander verbinden.

Im Ashtanga-Yoga gibt es eine Möglichkeit, dieses Problem zu umgehen: Sprünge nach vorn zwischen die Arme und Sprünge nach hinten. Diese kannst du natürlich auch in deine Praxis einfließen lassen.

Aber bitte habe nicht das Gefühl, etwas falsch zu machen, wenn du ohne einen schönen oder perfekten Flow von einer Haltung zur nächsten übergehst.

Modifiziere die Haltung, modifiziere

5. Savasana

Wir beenden diesen Abschnitt so, wie wir eine Praxis beenden sollten: mit Savasana. In einer Selbstpraxis lässt man Savasana leicht aus. Was als Nächstes kommt, überzeugt dich hoffentlich, es durchzuführen.

Bei Savasana nimmst du dir einige ruhige Momente, um anzuerkennen, was dein Geist und Körper gerade geleistet haben – um es dann fallen zu lassen.

Physisch jeden Teil des Körpers auf den Boden abzulegen, ermöglicht deinem Kopf und Geist, die positiven und negativen Konnotationen fallen zu lassen, die mit dem verbunden sind, was du gerade in deiner Praxis durchgeführt hast. Das ist wiederum eine Fähigkeit, die du von der Matte in dein übriges Leben mitnehmen kannst.

Es ist einer der Schlüsselaspekte, der eine Yogapraxis von reiner Gymnastik unterscheidet. Trotzdem finden viele von uns Ausreden, um Savasana auszulassen.

die Dauer, aber opfere nie Savasana.

Folgenden Kompromiss kannst du eingehen: Ein modifiziertes Savasana ist besser als kein Savasana.

Falls dein Geist an einem bestimmten Tag, in einer bestimmten Praxis, nur zur Ruhe kommt, wenn du etwas tust, dann tu etwas! Nimm eine etwas aktivere Haltung ein. Ich schreibe bewusst »etwas«: Jetzt ist nicht der Zeitpunkt, um Arbeit zu verrichten. Aber zu sitzen oder in einer weniger exponierten Form zu liegen, ist heute vielleicht beruhigender für dich. Das ist in Ordnung. Auf den nächsten Seiten findest du einige Vorschläge, falls dich das anspricht.

Im Laufe der Zeit und mit mehr Übung wird es dir leichter fallen, von einem anstrengenden Tag oder einer intensiven Praxis in ein volles, langes Savasana in der traditionellen Haltung überzugehen.

Aber wenn du nur die Wahl zwischen einem modifizierten Savasana oder keinem Savasana hast, dann entscheide dich bitte für ein modifiziertes.

Gestalte Savasana so, wie es für dich passt: Versprich dir selbst, dass du es immer durchführst, auch wenn die Form und Länge sich von Praxis zu Praxis stark unterscheiden.

Horche nur immer wieder in dich hinein, falls du jedes Mal zu einem kurzen, aktiven Savasana neigst: Savasana gilt nicht ohne Grund als die härteste aller Haltungen.

Savasana-Vorschläge

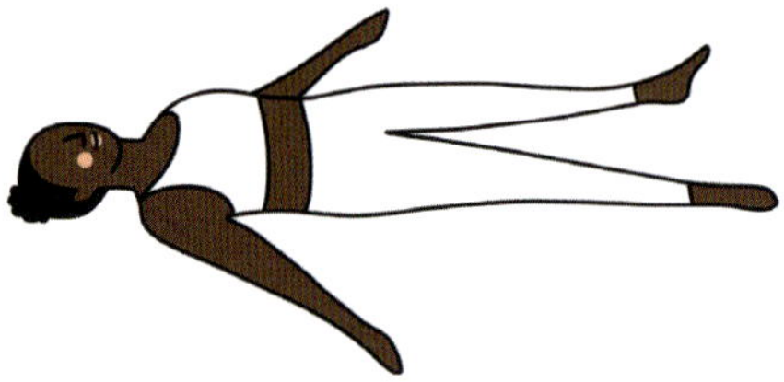

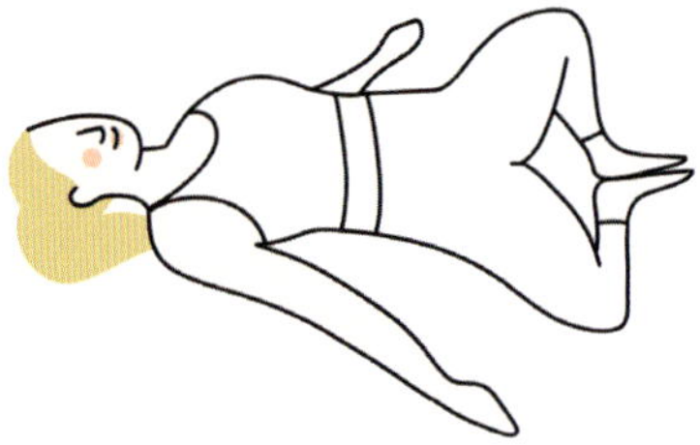

Traditionelles Savasana
Totenhaltung

Was: Du liegst komplett auf dem Boden, Beine und Arme sind entspannt und weg vom Körper.

Wann: Die Totenhaltung ist wunderbar für längere Savasanas geeignet, da sie vollkommene Entspannung und dadurch das Fallenlassen der Praxis und aller Gedanken, Gefühle und Überzeugungen ermöglicht, die dabei entstanden sind.

Supta Baddha Konasana
Liegender Schmetterling

Was: Du liegst auf dem Rücken, die Fußsohlen sind zusammen, die Knie fallen entspannt nach außen. Die Hände befinden sich entweder auf dem Körper (traditionell eine auf dem Herz und eine auf dem Bauch) oder liegen entspannt seitlich weg vom Körper.

Wann: Ein komplett liegendes und gelöstes Savasana kann nach einer kürzeren oder intensiveren Praxis oder wenn du dich ein wenig angespannt fühlst, zu viel verlangt sein. Diese tolle Alternative, eine kompaktere Haltung, bei der sich Körperteile berühren, ist meist beruhigender, wenn du nicht völlig für eine komplette Entspannung und komplettes Abschalten bereit bist.

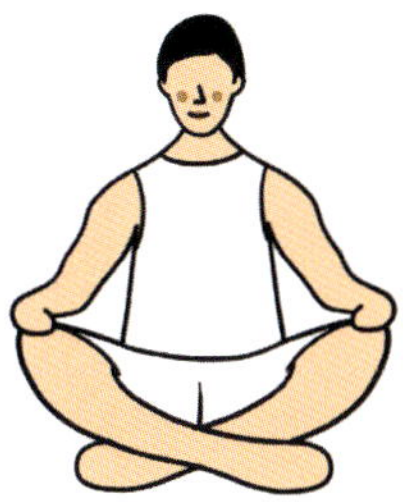

Sukhasana
Schneidersitz

Was: Du sitzt aufrecht und hast die Beine sanft und locker überkreuzt. Deine Hände ruhen auf den Knien, auf dem Schoß oder werden vielleicht vorm Herz zusammengedrückt.

Wann: *Sukhasana* ist perfekt geeignet für superkurze Savasanas – einige Atemzüge lang halten und das war's.

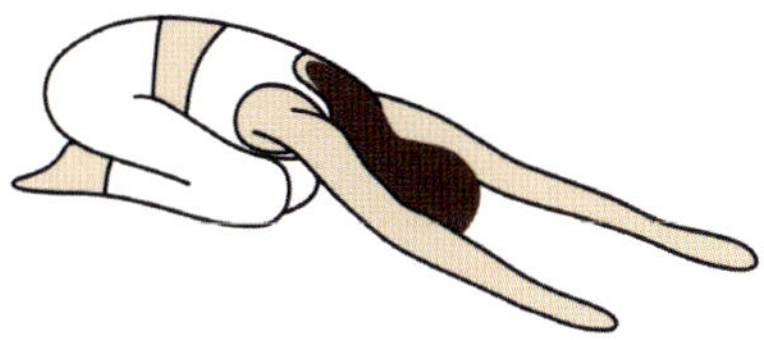

Balasana
Kind

Was: Lege die Arme nach vorn oder hinten ab, halte die Knie zusammen oder weit auseinander. Nutze Blöcke, Decken oder Polster, um Teilen deines Körpers die nötige Unterstützung zu geben, oder eben nicht. Nimm zu Hilfe, was für dich funktioniert.

Wann: Diese Option funktioniert gut, wenn du abgelenkt oder nervös bist. Den Körper komplett zusammenzufalten, führt beinahe immer dazu, dass sich die Augen schließen und du richtig zur Ruhe kommen kannst.

#10

Die Minipraxis

Wenig Zeit? Oder wenig Energie? Eine Praxis muss nicht wie eine Yogastunde im Studio ablaufen. Dieses Tool beweist das.

Nicht jede Praxis kann oder sollte eine Stunde oder länger dauern. Du kannst auch kleinere Zeitfenster optimal nutzen. Jahrelange Konditionierung hat dir vielleicht beigebracht, wie eine »echte« oder »richtige« Praxis auszusehen hat. Aber selbst fünf Minuten sind schon wertvolle Zeit auf deiner Matte.

Da ich die Minipraxis direkt nach einem langen Abschnitt über die Wellenpraxis vorstelle, denkst du vielleicht, dass dieses Format einfach gekürzt werden sollte, sodass es in das verfügbare Zeitfenster passt. Die Botschaft dieses Minipraxis-Tools lautet jedoch, dass du deine Zeit besser nutzt, wenn du weniger von dir verlangst.

Eine Minipraxis funktioniert mit nur drei Bestandteilen wunderbar.

Einstimmen Hauptteil Ausklang

Diese drei einfachen Komponenten kannst du ganz frei an das anpassen, was du heute tun möchtest.

Achte auf die veränderte Wortwahl: Aus »Aufwärmen« wird »Einstimmen«, »Savasana« wird zu »Ausklang«. Man kann kein komplettes Aufwärmprogramm durchführen, wenn die gesamte Praxis nur fünf Minuten dauert, oder sich in Savasana komplett fallen lassen, wenn man am Ende einer 15-minütigen Sonnengrußserie nur noch 30 Sekunden Zeit hat. Aber das ist vollkommen in Ordnung.

Unten findest du drei Optionen, wann eine Minipraxis gut funktioniert, sowie Beispiele, wie diese Minipraxis jeweils aussehen könnte, wenn du die Struktur Einstimmen – Hauptteil – Ausklang berücksichtigst.

Beachte wie immer, dass es sich um Orientierungshilfen handelt, nicht um Regeln. Wenn diese Ideen dir helfen, nutze sie. Wenn nicht, blättere weiter.

Option 1: 5 Minuten

Kurz und knackig und wahnsinnig effektiv für eine regelmäßige Selbstpraxis.

Falls du noch überzeugt werden musst, dass sich eine fünfminütige Praxis wirklich lohnt, ist Tool #13, »Ansprüche herunterschrauben«, dein Freund. Oder du kannst jetzt gleich den Herabschauenden Hund fünf Minuten lang halten und mir dann sagen, ob das nicht eine der physisch und mental größten Anstrengungen war, die du seit Langem unternommen hast.

Minipraxis: lange gehaltener Kopfstand

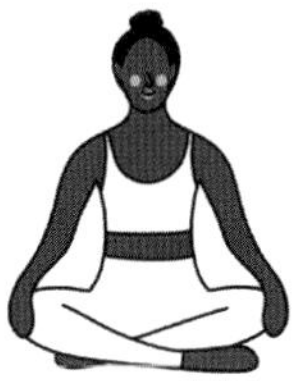

Einstimmen

3 tiefe Atemzüge

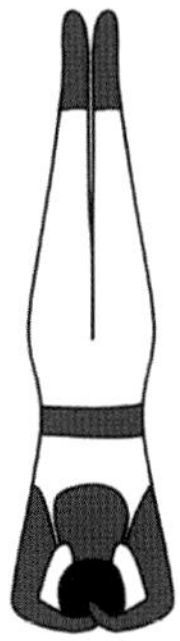

Hauptteil

4 Minuten lang den Kopfstand halten

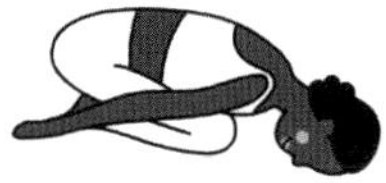

Ausklang

1 Minute lang im Kind

Minipraxis: Rückbeuge

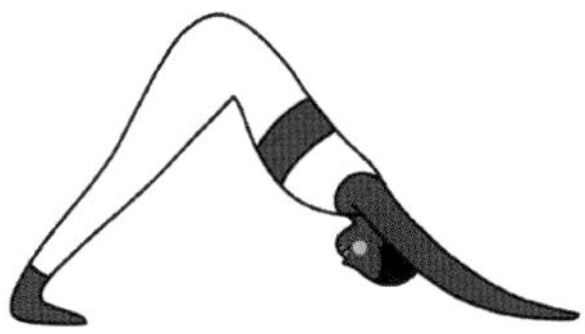

Einstimmen

Kind und Herabschauenden Hund 3-mal je 20 Sekunden aktiv halten (ergibt 2 Minuten)

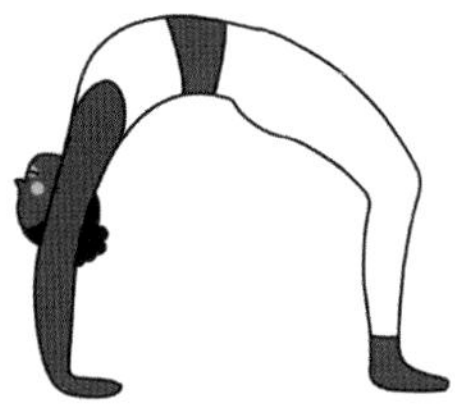

Hauptteil

2 Minuten Rückenrollen sowie das Rad 2-mal 30 Sekunden halten

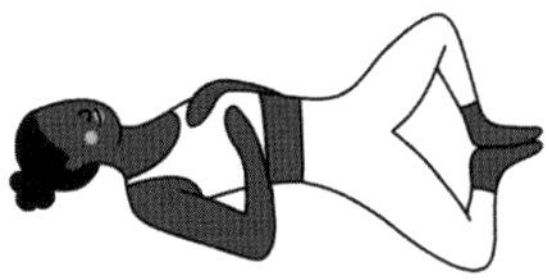

Ausklang

3 tiefe Atemzüge im liegenden Schmetterling

Option 2: Kombination mit angeleitetem Kurs

Der Minipraxisansatz funktioniert auch sehr gut, wenn du deine Selbstpraxis mit einem angeleiteten Kurs online oder im Studio kombinierst.

Vielleicht ist der Kurs sehr dynamisch und explosiv, sodass du dich bei deinen Minipraxis-Teilen stattdessen auf entspanntere, ruhigere Arbeit mit langem Halten der Posen konzentrieren könntest.

Oder du warst gestern bei einer Yin-Stunde und möchtest jetzt ein bisschen ins Schwitzen kommen.

Minipraxis: Taube

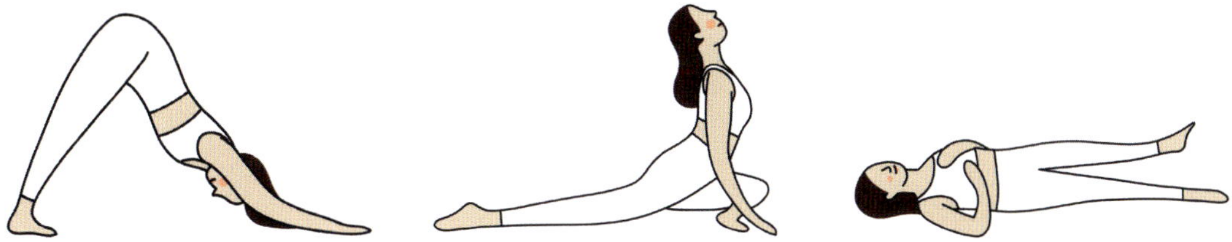

Einstimmen
Herabschauenden Hund
mit leichter Bewegung
30 Sekunden lang halten

Hauptteil
Dreibeiniger Hund plus Taube
auf beiden Seiten
je 5 Minuten halten
(ergibt 11 Minuten)

Ausklang
Herabschauenden Hund
mit leichter Bewegung halten
sowie 10 Atemzüge
in Savasana (1 Minute)

Minipraxis: Sonnengruß

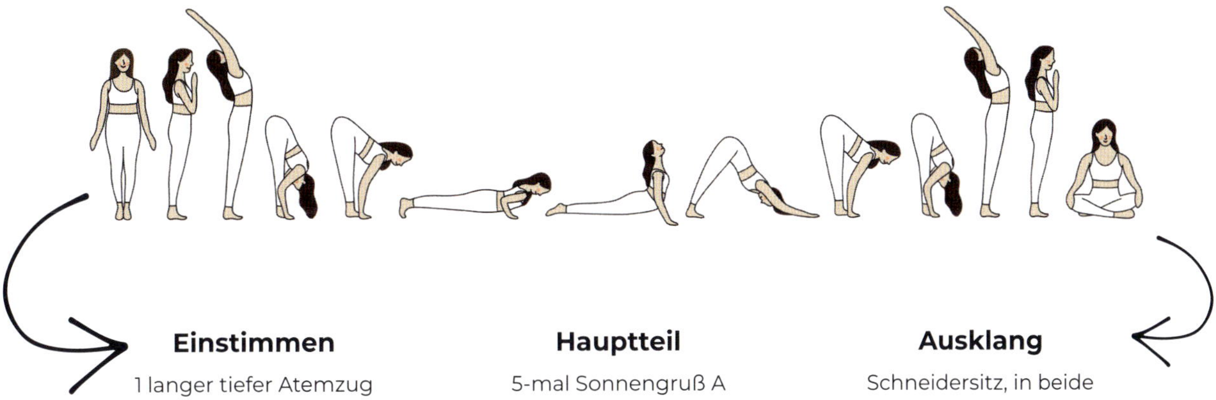

Einstimmen
1 langer tiefer Atemzug
in der Berghaltung

Hauptteil
5-mal Sonnengruß A
und 5-mal Sonnengruß B
ausführen

Ausklang
Schneidersitz, in beide
Richtungen drehen und
entspannen, bis der Atem
wieder ruhig fließt

Option 3:
Fokus auf die Peak-Pose

Wir alle haben Haltungen, auf die wir in unserer Yogapraxis hinarbeiten – auch wenn wir natürlich wissen, dass das Wichtige die Praxis und nicht die Haltung ist.

Aber es macht Spaß, herausfordernde Posen zu meistern!

Eine Minipraxis ist der perfekte Zeitpunkt, um an ihnen zu arbeiten.

Nutze hier die Fähigkeiten, die du durch Tool #1, »Die Haltungswahl«, gelernt hast, um Haltungen in ihre Bestandteile zu zerlegen.

Minipraxis: Unterarmstand

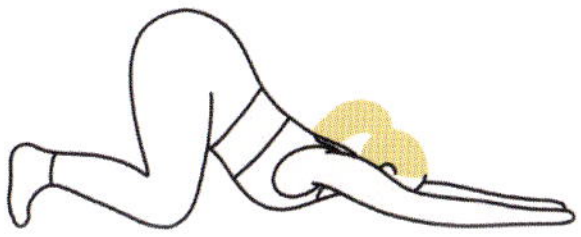

Einstimmen

Schulteröffnung: Wechsle ein Lied lang zwischen Gestrecktem Welpen und Herabschauendem Hund

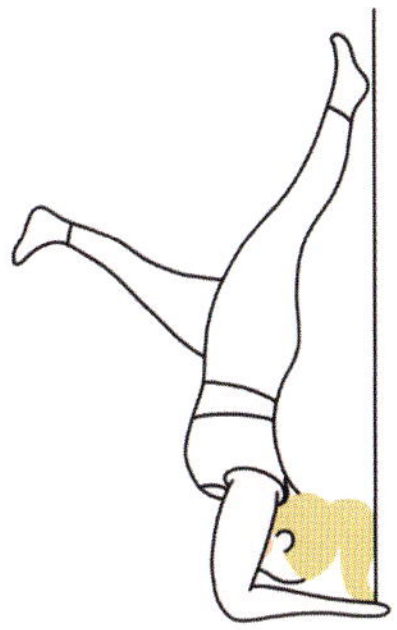

Hauptteil

Schulter- und Core-Kraft: Delfin und Unterarmstütz ein Lied lang halten, dann Beine im Unterarmstand hochschwingen und zwei Lieder lang an der Wand halten

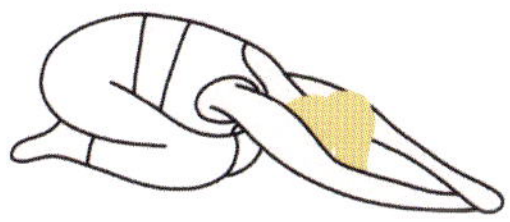

Ausklang

ein Lied lang in der Kindhaltung entspannen

Minipraxis: Herabschauender Hund

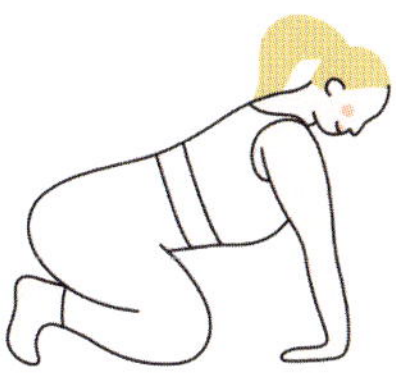

Einstimmen

10 Atemzüge lang die Handgelenke aufwärmen

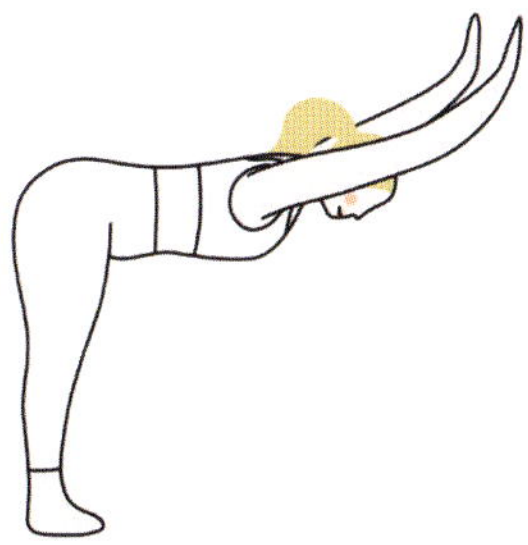

Hauptteil

Stehende Vorbeuge mit leicht gebeugten Knien und verschränkten Armen halten, langsam die Knie strecken; im Anschluss Schultern an der Wand öffnen, dann Herabschauenden Hund 5 Minuten lang halten

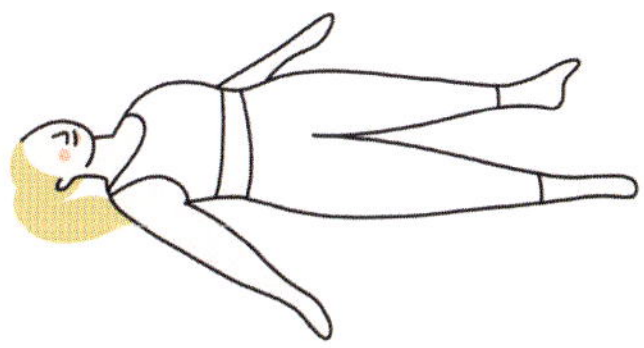

Ausklang

tiefe Atemzüge in Savasana, bis der Atem gleichmäßig und ruhig fließt

4

Auf der Matte bleiben

Das Herz der Yogapraxis ist ›Abhyasa‹ –
beständiges Streben in die Richtung,
in die du gehen möchtest.

Sally Kempton

Das WARUM

Warum ist Selbstpraxis wichtig für mich?

Die Gründe für deinen Wunsch nach einer Yoga-Selbstpraxis und deine Hingabe an sie zu verstehen, wird dir in schweren Zeiten helfen, wenn du unsicher, uninspiriert und allgemein un-alles bist …

Es folgen zwei Tools, die dir helfen, dein Warum zu finden.

Eines, das dich immer daran erinnert, dass die Reise das Wertvolle ist.

Und eines, das dafür sorgt, dass diese Reise auf einem gesunden, nachhaltigen und persönlichen Weg verläuft.

Tool #11:

Das Mantra

Tool #12:

Was ist dein Warum?

#11

Das Mantra

Das ist das Mantra für deine Yoga-Selbstpraxis.

Du kannst es nutzen, wenn du deine Fähigkeit anzweifelst, eigenständig Yoga praktizieren zu können.

Wiederhole es.
Verinnerliche es.
Glaube es.

Selbstpraxis,
nicht Selbstperfektionierung

Selbstpraxis,
nicht Selbstperfektionierung

Selbstpraxis,
nicht Selbstperfektionierung

Selbstpraxis,
nicht Selbstperfektionierung

Selbstpraxis,
nicht Selbstperfektionierung

Selbstpraxis,
nicht Selbstperfektionierung

Ich möchte, dass du dieses Mantra dreimal laut vorliest.

Möchtest du nicht?

Weil es sich komisch anfühlt? Weil sich die Menschen um dich herum fragen werden, was du da tust? Weil du dich nicht unwohl fühlen möchtest? Genau darum geht es.

Das ist nur eine kleine Erinnerung an die wirkliche Herausforderung, der wir gegenüberstehen, wenn wir uns auf unsere Selbstpraxisreise begeben. Unwohlsein – weil wir etwas Neues tun; weil wir nicht perfekt darin sind; weil wir uns fragen, was andere über uns denken – ist die Hürde.

Wenn du dieses Mantra jetzt in deinem Kopf wiederholst – und immer wieder, wenn du auf der Matte eine Selbstvertrauenskrise hast –, denke daran, dass auch das zur Yogapraxis zählt.

Du musst deine innere Stimme akzeptieren, die sagt, dass du es nicht schaffst. Die sagt, dass du aufhören sollst. Die dich kritisiert, an dir herumnörgelt und dich niedermacht.

So, wie du übst, dich in einer schwierigen Haltung körperlich herausgefordert zu fühlen, übst du auch, dich mental herausgefordert zu fühlen.

Dieses Mantra wird dir helfen. Wiederhole es immer, wenn du es brauchst. Es ist ein unverzichtbares Tool deiner Yoga-Selbstpraxis.

#12

Was ist dein Warum?

Finde den Zweck deiner Yogapraxis. Und lasse diesen Zweck für dich arbeiten, nicht gegen dich.

Je klarer dir ist, welches Warum hinter deiner Yogapraxis steht, desto leichter wird es dir fallen, die nötige Arbeit zu investieren, um deine Ziele zu erreichen.

Du hast sicherlich etwas, das dich dazu antreibt, in die Welt der Yogapraxis einzutauchen, vor allem in die der Selbstpraxis.

Und seien wir ehrlich, dies wird Arbeit beinhalten. Angenehme Arbeit hoffentlich, aber es wird Anstrengung, Hingabe, Beharrlichkeit und ein wenig Schweiß erfordern. Vielleicht sogar ein paar Tränen.

Dein Warum herauszufinden, wird dir auch helfen, einige der schwierigeren Fragen zu beantworten, die sich dir auf deiner Yogareise stellen werden.

Wenn du deinen eigentlichen Antrieb kennst, ist es viel einfacher, diese Fragen möglichst rational zu beantworten.

Dein Warum erkennen

Aus welchem entscheidenden, reizvollen, dich antreibenden Grund praktizierst du Yoga? Warum bist du hier? Das ist das Ziel deiner Selbstpraxis.

Selbstpraxisziele

Falls du den Kasten gesehen und direkt weitergeblättert hast, mache ich dir keine Vorwürfe. Die Frage nach den Selbstpraxiszielen zu beantworten, ist beängstigend!

Aber blättere einmal zurück und überlege, ob du etwas eintragen kannst … Wir werden später darauf zurückkommen.

Es ist hoffentlich etwas, das sich im Laufe der Monate und Jahre deiner Yogapraxis verändern wird. Was du heute schreibst, muss nicht für immer gelten. Die folgenden Stichworte helfen dir vielleicht.

Körperlich: Möchtest du deine Fitness oder Flexibilität verbessern oder dich von einer Verletzung erholen?

Wohlbefinden: Möchtest du Ruhe schaffen oder mehr von dem tun, was dich glücklich macht?

Spirituell: Möchtest du dich mit dir selbst verbinden oder eine Verbindung zu etwas Höherem herstellen?

Dein Selbstpraxisziel zu erreichen, erfordert einen starken, über einen langen Zeitraum anhaltenden Fokus.

Statt in jeder Praxis das übergeordnete Ziel erfüllen zu wollen, würde ich dir empfehlen, dir Wochen- oder Monatsziele zu setzen. Diese werden dir helfen, dein Selbstpraxisziel zu erreichen.

Diese Ziele sind effektiver, wenn sie dir einen Kuss geben, das heißt, das Prinzip »A KISS« widerspiegeln.

Ausführbar

Konsequent

In Kontrolle

Spaß

Spezifisch

Ausführbar

Jede Zielsetzung funktioniert am besten, wenn sie voller erreichbarer Dinge steckt, die du erledigen kannst, um dich deinem übergeordneten Ziel Schritt für Schritt zu nähern.

Bitte sei zu Beginn nicht übereifrig. Am Anfang eines neuen Projekts ist man oft übermotiviert und nimmt sich zu viel vor. Das führt oftmals dazu, dass man sich schlecht fühlt, wenn man realisiert, dass das Ziel unerreichbar ist.

Durch zu hochgesteckte Ziele sinkt häufig die Wahrscheinlichkeit, dass wir die nötige Arbeit verrichten, um sie zu erreichen.

Mit einem ausführbaren Ziel biegst du auf die Erfolgsspur ab.

Dieses könnte zum Beispiel lauten, einmal mehr pro Woche auf die Matte oder zu einer Yogastunde zu gehen. Falls es dir zu leichtfällt, ist das in Ordnung, du kannst das Ziel im nächsten Monat höherstecken.

Konsequent

Die Reise ist lang und erfordert Geduld. Veränderungen werden eintreten, aber nur, wenn du deine Ziele konsequent verfolgst.

Für die meisten Menschen besteht beim Yoga die größte Herausforderung darin, dranzubleiben. Vielleicht erreichst du deine Ziele bereits in Woche eins, aber schaffst du es auch, auf unbestimmte Zeit durchzuhalten? Oder bringst du die Energie nur auf, wenn du dich auf etwas Neues fokussieren kannst?

Setze dir Ziele, auf die du wirklich hinarbeiten möchtest und die dich auf deine Matte bringen werden.

In Kontrolle

Du kannst deine Ziele nicht erreichen, ohne dass du dafür sorgst, dass sie für dich und nicht gegen dich arbeiten.

Statt dich darauf zu konzentrieren, was du nicht kontrollieren kannst – das Ergebnis –, konzentriere dich darauf, was du kontrollieren kannst – deine Hingabe an die Praxis.

Vielleicht möchtest du ein Sixpack haben, aber was, wenn dein Körper so gebaut ist, dass niemals ein Sixpack zu sehen sein wird? Vielleicht möchtest du Yogalehrerin werden, aber was, wenn das Studio in deiner Nähe keine neue Lehrerin einstellt oder dir das freie Zeitfenster nicht passt?

Selbst Ziele wie die Zehen berühren oder mitten im Zimmer einen Kopfstand halten zu können, sind vielleicht noch außer Reichweite, egal, wie sehr du dich bemühst.

Verwandle deine Ziele in etwas, das dir dient, statt Sklavin von Dingen zu sein, die du nicht kontrollieren kannst.

Ergebnisorientiertes Ziel wird praxisorientiertes Ziel

- »Ein Sixpack bekommen« wird zu »bei jeder Praxis eine Übung zur Stärkung der Körpermitte hinzufügen«.
- »Yogalehrerin werden« wird zu »Ausbildungskurs zur Yogalehrerin belegen«.
- »Jeden Tag praktizieren« wird zu »jeden Tag bewusst entscheiden, ob eine körperliche Yogapraxis für das Selbstpraxis-Ziel dienlich ist«.

Spaß

Ist dein Ziel und die Art und Weise, wie du es verfolgst, etwas, das du deinem absoluten Lieblingsmenschen wünschen würdest?

Falls nicht, könntest du etwas netter zu dir selbst sein.

Fünf Minuten reichen. Ein Herabschauender Hund reicht. Eine Yogastunde reicht. (Darauf gehen wir im nächsten Tool näher ein.)

Du bist gut genug, genau so, wie du bist.

Sagen wir es noch einmal ...

Du bist gut genug, genau so, wie du bist.

Natürlich ist es wunderbar, sich mehr zu wünschen und auf mehr hinzuarbeiten. Aber du bist genug.

Setze dir Ziele, auf die du gern hinarbeitest. Die Wahrscheinlichkeit, dass wir Menschen Dinge wiederholt tun, steigt, wenn sie uns Spaß machen!

Spezifisch

Wenn deine Wochen- und Monatsziele effektiv wirken sollen, müssen sie spezifisch sein.

Natürlich kannst du sagen, du möchtest »gut im Yoga werden«, »ganz flexibel und stark werden« oder »lernen, deine Emotionen zu kontrollieren«, aber wie kannst du deine Fortschritte im Hinblick auf solche Ziele überprüfen?

Stattdessen folgen hier vier Herangehensweisen, die dir helfen, dir spezifische Yogapraxis-Ziele zu stecken. Für deine Selbstpraxis kannst du auch nur eine dieser Herangehensweisen aufgreifen.

1. Einfach auf die Matte gehen:

- Es ist egal, ob du nur einen Herabschauenden Hund ausführst, während das Essen auf dem Herd kocht, oder einen 90-minütigen Kurs im Studio besuchst oder irgendetwas dazwischen. Dieser Ansatz verleiht dir Freiheit und bietet dir Unterstützung, damit du Yoga als etwas begreifst, das je nach Gefühlslage oder sonstigen Aktivitäten in deinem Leben anders aussehen sollte.
- Setze dir ein Ziel: einmal, zweimal, viermal, siebenmal pro Woche.

2. Eine Grundlage aufbauen:

- Es ist wunderbar, wenn du dich noch am Anfang deiner Reise befindest.

- Vielleicht musst du noch mehr Yogastunden nehmen, um ein solides Verständnis der Haltungen und deiner eigenen Praxis zu entwickeln. Oder du musst Selbstvertrauen gewinnen, um allein zu praktizieren, und möchtest dreimal pro Woche drei Sonnengrüße allein zu Hause ausführen.

3. Etwas Neues ausprobieren:

- Ebenso ist es perfekt, wenn du bereits in einen Yogatrott verfallen bist.
- Gehst du immer zu demselben Kurs, machst auf der Matte das Gleiche oder hast du Angst, eine bestimmte Haltung oder einen bestimmten Yogastil auszuprobieren? Dann ist dieses Ziel vielleicht etwas für dich.
- Finde als Erstes heraus, worin genau das Einerlei besteht und warum du nicht herauskommst. Das erfordert vielleicht ernste Selbstreflexion. Versuche, drei- bis fünfmal die Frage nach dem Warum zu beantworten. Frage dich beispielsweise nicht nur: »Warum gehe ich nur zu dieser Art von Kurs?« Frage ausgehend von der Antwort auf diese Frage noch einmal nach dem Warum. Und so weiter.
- Dein Ziel könnte lauten, jede zweite Woche einen neuen Kurs mit einem anderen Yogastil auszuprobieren oder in den nächsten sechs Monaten an drei Workshops teilzunehmen, die sich auf einen bestimmten Bereich konzentrieren, oder jede Woche in deiner Selbstpraxis ein anderes Tool aus diesem Buch einzusetzen.

4. Von allem ein bisschen:

- Sprechen dich all diese Ziele an? Dann kombiniere sie beliebig! Kreiere etwas, das für dich funktioniert.

Selbstpraxisziele

A-KISS-Ziele

Das WANN und WO

Wie setze ich die Selbstpraxis tatsächlich um?

An dieser Stelle wird es ganz praktisch:

Zu wissen, was du bei einer Selbstpraxis tun oder wie du sie gestalten könntest, bedeutet gar nichts, wenn du nicht auf die Matte gehst!

Die folgenden drei Tools werden dir helfen, dein Wann und Wo zu finden.

Schaffe die Zeit und den Raum, die du benötigst, um Selbstpraxis in dein Leben zu integrieren.

Regelmäßig und langfristig.

Tool #13:
Ansprüche herunterschrauben

Tool #14:
Mit der Matte anfreunden

Tool #15:
Die Zeit finden

Die Zeit und den Raum für deine Praxis zu schaffen, kann schwierig sein.

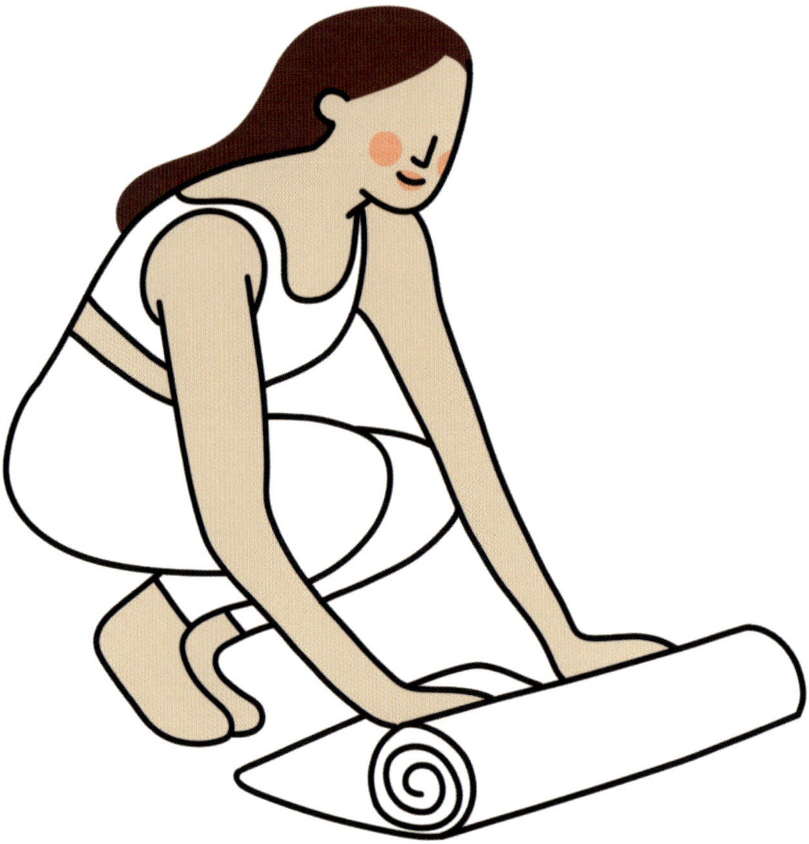

Hohe Ziele, abwechslungsreiche Flows und reizvolle Haltungen sind fantastisch. Wirklich großartig.

Aber wenn es einfach wäre, all das durchzuziehen, würde es jeder tun, oder?

Jeder hat unglaublich viel zu tun. Rund um die Uhr für die Arbeit zur Verfügung zu stehen, die Beziehungen zu unseren Familienmitgliedern und Freunden zu pflegen, die von den sozialen Medien verursachte Angst, etwas zu verpassen … all das verlangt uns viel ab. Wenn man alles zusammennimmt, zusätzlich vielleicht noch Hausarbeit erledigt, studiert, krank oder verletzt ist, bleibt nicht viel Freizeit und erst recht nicht viel freie mentale Leistungsfähigkeit. Die folgenden Tools werden dir helfen.

#13

Ansprüche herunterschrauben

Veränderungen erreichst du nur durch Beharrlichkeit, was auch immer dein Ziel ist.

Beim Blick auf den Kursplan eines Yogastudios könnte man leicht denken, eine »richtige« Praxis dauere 45 bis 75 Minuten, wenn nicht länger. Aber wenn du die Latte so hoch legst, dass eine Praxis 45 Minuten dauern muss, damit sie zählt, wirst du deine Matte wesentlich seltener betreten.

Du musst dich auf jeden Fall von dieser Sichtweise verabschieden.

Sie ist nicht nur falsch, sondern würde sich vermutlich zu einer der größten Hürden für deine Selbstpraxis entwickeln. Schraube deine Ansprüche daher herunter.

Hast du je einen Herabschauenden Hund oder einen Kopfstand drei Minuten lang gehalten? Das ist harte Arbeit! Warum nimmst du dir an einem stressigen Tag nicht einen Moment Zeit, verschränkst die Hände hinter dem Rücken, hebst sie an, um den Brustkorb zu öffnen, und atmest tief ein? Probiere es einmal aus! Du wirst dich sofort besser fühlen.

Ein bisschen Zeit, Bewegung und Mühe können extrem viel bewirken: in dem Moment, in dem du etwas tust, und vor allem, wenn du es über Tage, Monate und Jahre kontinuierlich wiederholst.

Es ist deutlich machbarer und realistischer, fünf oder zehn Minuten auf der Matte anzustreben.

Mit ein bisschen Glück und einer positiven Einstellung werden viele deiner Praxen deutlich mehr beinhalten als eine einzige Haltung und länger dauern als wenige Minuten – aber nur, wenn du erst einmal anfängst.

Schraube deine Ansprüche herunter. Glaube wirklich daran:

Eine Haltung ist eine Praxis, fünf Minuten sind eine Praxis. Jede Praxis ist eine richtige Praxis.

#14

Mit der Matte anfreunden

Zwei weitere irritierend einfache Schritte helfen dir, die Hürde zum Praktizieren leichter zu überwinden.

Besorge dir eine Matte, die dir gefällt.

Rutschfest, bequem, schön, groß, tragbar sollte sie sein … das perfekte Maß von dem, was auch immer du für deine persönliche Praxis brauchst und was in dein Budget passt.

Du wirst hoffentlich viel Zeit auf ihr verbringen. Mache sie zu etwas Besonderem.

Auf deiner Selbstpraxisreise benötigst du wahrlich keine schicken Designer-Yogaleggings oder extravagante Hilfsmittel, aber eine Yogamatte, die dich vorm Hin- und Herrutschen bewahrt, die dich bei der richtigen Ausrichtung unterstützt und die du gern betrittst, ist jeden Cent wert, den du realistischerweise für sie ausgeben kannst.

Habe deine Matte parat.

Lass deine Matte ausgerollt liegen, wo du sie sehen kannst. Oder bewahre sie ohne Hülle in deinem Blickfeld auf, falls du nicht genug Platz hast.

Du wirst bemerkt haben, dass ich in der Einleitung zu diesem Tool »irritierend einfach« geschrieben habe. Dieser Teil von Tool #14 klingt nach einem solch kleinen Aspekt, dass du ihn vermutlich überspringen möchtest: Etwas so Winziges kann doch keinen sonderlich großen Unterschied machen, oder?

Doch, tut es: Deine Matte mehrfach am Tag zu sehen, sie jederzeit mit minimalem Aufwand betreten zu können, wird dazu führen, dass du sie häufiger betrittst und auf ihr praktizierst.

Ernsthaft. Die Auswirkungen von etwas so Simplem lassen dich vielleicht deinen Verstand anzweifeln – Entschuldigung im Voraus!

Vielleicht übst du nur einen Herabschauenden Hund, während du darauf wartest, dass das Wasser kocht, vielleicht eine zehnminütige Sequenz zur Hüftöffnung vor dem Abendessen oder an einem Sonntagnachmittag sogar die zweistündige Praxis, die du dir früher allein nicht zugetraut hast.

#15

Die Zeit finden

Was nutzen dir die Fähigkeit und der Wille, allein zu praktizieren, wenn du keine Zeit dafür findest? Nutze dieses Tool, um die Selbstpraxis stattfinden zu lassen.

Bewerte zunächst einmal deine aktuelle Herangehensweise. Vielleicht stellst du fest, dass du verschiedene Teile deiner Praxis bereits unterschiedlich angehst. Oder dass du noch nie darüber nachgedacht hast, die Regeln, die in anderen Bereichen deines Lebens funktionieren, etwa in deinem Beruf, auch in deiner Selbstpraxis anzuwenden.

Auf der nächsten Seite erläutere ich drei unterschiedliche Herangehensweisen an die Planung deiner Yogapraxis. Dieses Spektrum soll dir bewusst machen, dass es andere Ansätze gibt, die du nutzen kannst, falls derjenige, den du meist nutzt, nicht mehr so gut funktioniert – was uns allen passiert.

Die Planung, oder die mangelnde Planung, anders anzugehen, kann sehr hilfreich sein, um mehr Praxis in deinem Leben unterzubringen.

Denke auch darüber nach, wie du diese Herangehensweisen für die verschiedenen Teile deiner Praxis kombinieren kannst. Ein Kurs erfordert vielleicht eine andere Planung als die Selbstpraxis. Auf die Matte zu gehen, um Umkehrhaltungen auszuführen, fällt dir vielleicht leichter, als dasselbe für Rückbeugen zu tun.

Super organisiert, spontan oder irgendwas dazwischen?

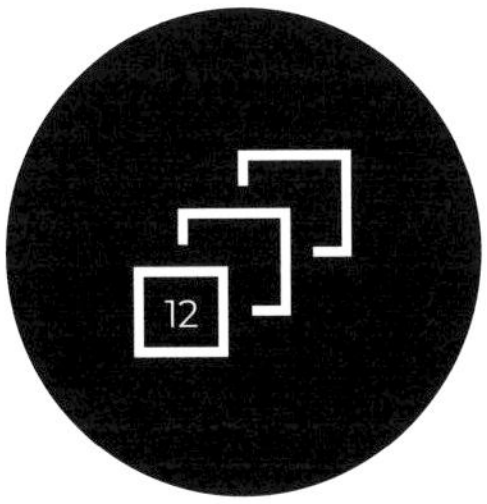

Kalender

Wenn es nicht in deinem Kalender steht, machst du es nicht? Dann trage deine Yogazeiten ein.

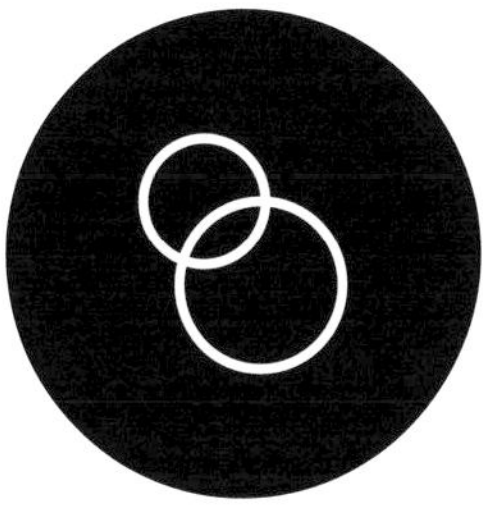

Kombination

Blocke ein paar Zeitfenster pro Woche für eine Selbstpraxis und führe zusätzlich eine Minipraxis durch, wenn sich gerade die Gelegenheit ergibt.

Spontaneität

Du möchtest lieber auf deinen Körper hören, als auf die Uhr zu schauen? Dann ist das die richtige Option für dich.

5

Auf der Matte Fortschritte machen

Yoga praktiziert man nicht,
um besser im Yoga zu werden.

Yoga praktiziert man,
um besser im Leben zu werden.

Unbekannt

Das WAS-JETZT

Wie stelle ich sicher, dass ich bei der Selbstpraxis Fortschritte mache?

Was sind Fortschritte im Yoga?

Bedeutet es, schwierigere Haltungen ausführen zu können, häufiger oder länger zu praktizieren oder etwas anderes?

Die folgenden fünf Tools werden dir helfen, deinen ganz eigenen Weg zu Fortschritten zu finden.

Für dich sehen Fortschritte vielleicht ganz anders aus als für deine Mitmenschen.

Und genau deshalb ist es so wichtig, dass du dir Zeit nimmst, um herauszufinden, was sie für dich persönlich bedeuten.

Tool #16:
Auf »Aufnahme« drücken

Tool #17:
Der Rückblick

Tool #18:
Tagebuch führen

Tool #19:
Deine Community finden

Tool #20:
Die Lerntriade

#16

Auf »Aufnahme« drücken

Mit diesem Tool überwindest du eine der größten Hürden für eine Yoga-Selbstpraxis: die Angst, etwas falsch zu machen.

Dies ist eine Anleitung, deine Praxis zu filmen und sie dir anzusehen.

Die Angst, bei einer allein durchgeführten Selbstpraxis Haltungen »falsch« einzunehmen, ist real und vollkommen legitim. Meiner Ansicht nach gibt es kein wirklich objektives »Falsch«, sondern lediglich etwas, das heute für deinen Körper falsch ist.
Das bedeutet nicht, dass wir nicht alle davon profitieren könnten, die Ausrichtung bei unserer Praxis zu verfeinern und sicherzustellen, dass wir die Muskeln nutzen und die Bewegungen durchführen, die wir zu nutzen und durchzuführen glauben. Dafür sind Videoaufzeichnungen hilfreich.

An dieser Stelle möchte ich ganz deutlich sagen: Niemand außer dir muss diese Videos je sehen.

Du musst sie nicht auf Instagram posten.

Aber filme dich, entweder regelmäßig oder hin und wieder, aus den folgenden zwei Gründen.

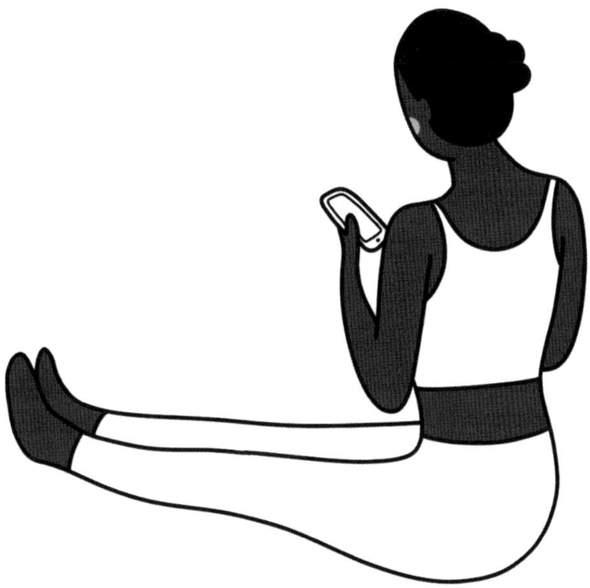

Trennung zwischen Gehirn und Körper

Was wir glauben, mit unseren Körpern zu tun, und was wir tatsächlich tun, unterscheidet sich oft stark (das hast du bestimmt schon auf der Tanzfläche beobachtet!).

Du befindest dich vielleicht in einer gefühlt sehr tiefen Rückbeuge, aber ein Bild könnte zeigen, dass nur dein unterer Rücken sich beugt und dein oberer Rücken gar nicht gebeugt ist. Oder ein Blick in den Spiegel könnte dir verraten, dass du bei einer Vorbeuge einen Buckel machst, statt den Rücken wie in deiner Vorstellung schön gerade zu halten. Oder du bist hypermobil und glaubst, dass du ein verletzliches Gelenk nicht überstreckst. Aber sobald ein Lehrer dich auffordert, deine Muskeln anzuspannen und das Gelenk leicht zu beugen, erkennst du den großen Unterschied, den es bewirkt.

Dich selbst in einem Video zu sehen, wird dir helfen, all diese Feinheiten und noch mehr wahrzunehmen.

Verbindung zwischen Gehirn und Körper

Den meisten von uns fällt es schwer, mit dem eigenen Körper das nachzuahmen, was sie im Kopf, bei Lehrern oder auf Bildern sehen. Die meisten von uns sind aber auch sehr gut darin, bei einer Haltung, die sie sehen, zu erkennen, was korrigiert, angepasst oder optimiert werden kann.

Sobald du die nötige Grundlage für eine Yoga-Selbstpraxis hast (Teil 2 hilft dir dabei) und stetig dazulernen möchtest (dazu dient Tool #20), hast du eine vernünftige Vorstellung, was eine gute, bessere oder die für dich beste Version einer Haltung ist, wenn du dich selbst in dieser Haltung sehen kannst.

Deshalb ist es so nützlich, deine Praxis zu filmen. Vielleicht ist dies nicht so magisch wie eine wunderbare Lehrerin, die dich beobachtet und dir in Echtzeit Verbesserungshinweise gibt. Aber auf eine sehr wichtige Weise ist es sogar nützlicher: Du wirst die möglichen Verbesserungen selbst erkennen. Die Lektionen, die wir uns selbst beibringen, behalten wir deutlich besser als die, die andere uns lehren.

Bist du dir noch immer nicht sicher, ob dein Auge gut genug ist, um Verbesserungspotenzial zu erkennen? Sieh dir an, wie andere Leute auf Instagram oder in einer Yogastunde Flows durchführen, vor allem Leute, die auf deinem Niveau sind oder noch nicht so lange Yoga praktizieren wie du. Du wirst dich vermutlich selbst überraschen.

Die besten Tipps für das Filmen deiner Praxis

Du brauchst keine spezielle Handyhalterung kaufen – folgende Optionen funktionieren genauso gut:

- ein gut platzierter Bücherstapel,
- das Handy mit einer Socke in einer großen Tasse festklemmen,
- das Handy auf die Fußleiste stellen.

Sieh dir dich selbst im Zeitraffer an:

- Mit Apps: Auf der (englischsprachigen) Website www.yoga-self-practice.com/blog findest du unsere Favoriten.
- Manuell: Pausiere die Wiedergabe auf deinem Handy und scrolle in deinem eigenen Tempo durch das Video. So kannst du einfach anhalten und dir Teile anschauen, die besonders beeindruckend (oder seltsam!) aussehen.

Hast du nicht genug Speicherplatz auf dem Handy? Nutze einfach eine Cloud:

- Dadurch werden ältere Fotos und Videos in der Cloud gespeichert, sodass du jederzeit auf sie zugreifen und deinen Fortschritt betrachten kannst.
- Sie werden immer noch unter Fotos angezeigt, aber um das ganze Video oder das Foto in voller Auflösung zu sehen, lädt dein Handy es erst aus der Cloud herunter, wenn du es öffnest.

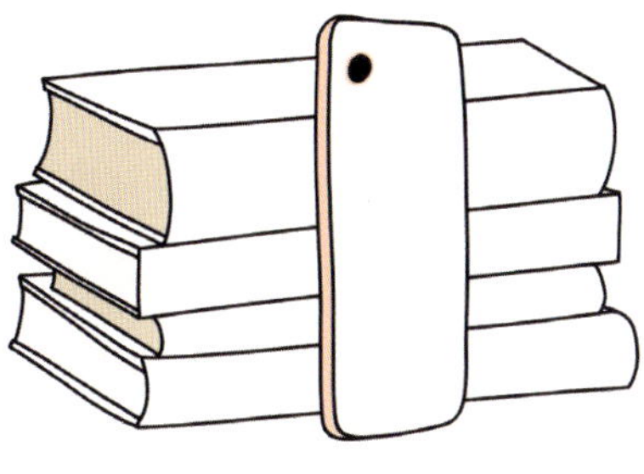

#17

Der Rückblick

Es lohnt sich sehr, wenn du dir nach deiner Praxis einen Augenblick Zeit nimmst, um sie zu analysieren und zu überlegen, was das für zukünftige Praxen bedeutet.

Mache daher Folgendes: Lasse deine Praxis Revue passieren. Frage dich, wie sie verlaufen ist und wie du dich dabei gefühlt hast.

Dieses Tool wird dir helfen, deine Praxis ganzheitlich zu begutachten. Wir alle kommen mit Ballast in unsere Praxis: von profanen Dingen wie To-do-Listen bis hin zu tiefgründigeren Erwartungen bezüglich unserer Haltungen, unseres Körpers oder vielleicht sogar unseres Lebens.

Die Antworten, die du erhältst, wenn du auf deine Praxis zurückblickst, überraschen dich möglicherweise. Vielleicht hat die schweißtreibende Einheit, die dir normalerweise Energie verleiht, dich heute seltsamerweise geschlaucht. Oder fühlten sich deine Rückbeugen im Nachhinein ein bisschen zu extrem an, um noch sicher zu sein?

Nimm dir ausreichend Zeit, um die Frage zu stellen und die Antwort zu hören. Du kannst die Antworten einfach innerhalb von ein paar Minuten nach deiner Praxis im Kopf durchgehen oder nach jeder Praxis schriftlich festhalten.

Meine Checkliste für den Rückblick

Was hat funktioniert?
Was hat nicht funktioniert?
Wie hat es sich angefühlt?
Was war schwer?
Was fiel mir leicht?
Was könnte ich nächstes Mal anders machen?
Was hat mich am meisten überrascht?

#18

Tagebuch führen

Eine kurze Zusammenfassung deines Praxisinhalts und deiner damit verbundenen Gedanken und Gefühle ist ein wunderbares Tool, um Verständnis zu entwickeln.

Wenn du deine Praxis regelmäßig filmst und Revue passieren lässt, ist es nur noch ein Katzensprung zu einem Yogatagebuch. Etwas schwarz auf weiß festzuhalten, ermöglicht deinem Gehirn, komplexe Ideen zu verarbeiten, neue Verbindungen herzustellen und Muster, Trends und Stolperfallen in deiner Praxis zu erkennen.

Es ist unglaublich hilfreich, zurückblicken und analysieren zu können, wie du dich letzten Monat bei einem fordernden Vinyasa-Kurs gefühlt hast, wann du eine schwierige Haltung zum ersten Mal einnehmen konntest oder

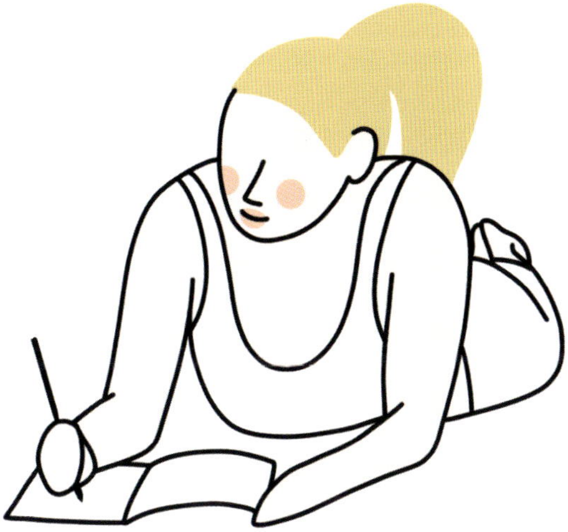

dass du dich in der Woche vor deiner Periode immer erschöpft fühlst, wenn du dich zu sehr anstrengst.

Ob du ein spezielles Notizbuch kaufst, einige Standardstichwörter zum Kopieren/Einfügen in einer Notiz-App auf dem Handy eingibst oder dir Vorlagen (zum Beispiel die der Website www.yoga-self-practice.com) ausdruckst, um dein eigenes Buch zu kreieren – das Tagebuch kann so formell oder einfach gehalten sein, wie es dir passt.

Der Wunsch, regelmäßig Tagebuch zu führen, kann an den Tagen, an denen es eine Herausforderung ist, die Matte zu betreten, vielleicht der nötige letzte Anreiz sein.

Tagebuchvorlage für eine Woche

Es folgen einige unterschiedliche Vorschläge für ein Yogatagebuch, die für dich funktionieren könnten. Suche einfach die passenden für dich raus.

Du darfst sie gern abändern, damit sie die Fragen oder Stichwörter enthalten, die dir bei deiner Praxis und Tagebuchführung am besten helfen.

In diese freie Vorlage kannst du alle Informationen zur Teilnahme an angeleiteten Yogastunden, zu deinen Selbstpraxis-Sessions oder zu Büchern, die du gelesen hast, eintragen. Gut geeignet ist sie vor allem für diejenigen, die an den meisten Wochentagen praktizieren möchten.

	Selbstpraxis		Angeleitete Stunden	
Montag				
Dienstag				
Mittwoch				
Donnerstag				
Freitag				
Samstag				
Sonntag				
Zeit gesamt				

Tagebuchvorlage für die Praxis

Diese Vorlage unterstützt den Gedanken, dass jede Praxis zählt, egal, wie häufig oder selten du praktizierst oder was genau du machst.

Datum:		**Praxisinfo**	

Was ich gemacht habe:
Wie es sich anfühlte:
Memo an mich:

Tagebuchvorlage mit Yogastichwörtern

Diese Vorlage ähnelt der Tagebuchvorlage für die Praxis, enthält aber mehr Struktur für den Rückblick auf deine Praxis.

Praxisinfo	

Lieblingshaltung(en) heute:
Schwierigste Haltung(en) heute:
Was funktioniert hat und was nicht:
Was schwer war und was einfach:
Etwas, das ich nächstes Mal anders machen möchte:
Etwas, das mich in meiner Praxis überrascht hat:

#19

Deine Community finden

Gemeinsam ist man stark. Alles allein zu machen, ist nicht leicht. Dieses Tool wird dir helfen, deine Yoga-Community zu finden.

Diese wird dein Unterstützungssystem auf deiner wundervollen Yogareise.

Menschen zu finden, die dein Interesse an Yoga teilen, kann auf vielerlei Arten helfen: Deine Motivation, regelmäßig an einem Kurs teilzunehmen, steigt; sie feuern dich an, wenn du in einem Trott gefangen bist; sie beantworten deine Fragen zu Matten, Leggings und unmöglichen Übergängen.

Dafür musst du vielleicht deine Komfortzone verlassen.

Sehr viele Bestandteile unserer Yogapraxis erfordern genau das – betrachte es als dein Yoga des Tages.

Vertraue mir, wenn ich sage, dass auch viele andere Menschen auf der Suche nach ihrer Yogagemeinschaft sind: Du bist nicht die Einzige. Sie werden dir dankbar sein, wenn du den Mut aufbringst, dich vorzustellen und den Stein ins Rollen zu bringen.

Dein Bekanntenkreis

Kennst du schon jemanden, der Yoga macht oder machen möchte? Weißt du es nicht? Dann frage einfach!

Erzähle den Menschen, die dir wichtig sind, dass Yoga dir wichtig ist. Entweder unterstützen sie dich oder du findest vielleicht jemanden, der ebenfalls mit Yoga anfangen möchte – eine Win-win-Situation.

Im Kurs

Siehst du eine Person regelmäßig bei deinem wöchentlich stattfindenden Kurs? Dann sage doch mal Hallo!

Stelle dich vor und frage, ob sie anschließend einen Kaffee trinken gehen möchte.

Falls dir das sehr schwerfällt: Bei Workshops oder Kursen wie Acroyoga kommt man meist leichter mit anderen ins Gespräch.

Soziale Medien

Sie heißen nicht ohne Grund »sozial«. Die Yoga-Community, vor allem auf Instagram, ist eine der herzlichsten und offensten überhaupt und ihre Mitglieder motivieren und unterstützen sich gegenseitig.

Du musst einfach nur deine Leute finden.

Suche nach Hashtags (gib einmal #yoga ein und du wirst alle möglichen finden), mache bei Challenges mit, like und kommentiere die Posts anderer, sei mutig und verschicke private Nachrichten.

Und vergiss nicht, dass auch die Instagram-Community @yogaselfpractice für dich da ist. Im Sommer 2018 habe ich sie als einen Ort für echte Menschen aller Figurtypen, Hautfarben und Niveaus gegründet, die ihre alltägliche Praxis in ihrem Zuhause, umgeben von Kindern, Haustieren, Unordnung und einfach dem echten Leben durchführen. Ich würde mich freuen, dich dort begrüßen zu dürfen. Du kannst mich natürlich auch immer über meine persönliche Seite @somewhat_rad kontaktieren.

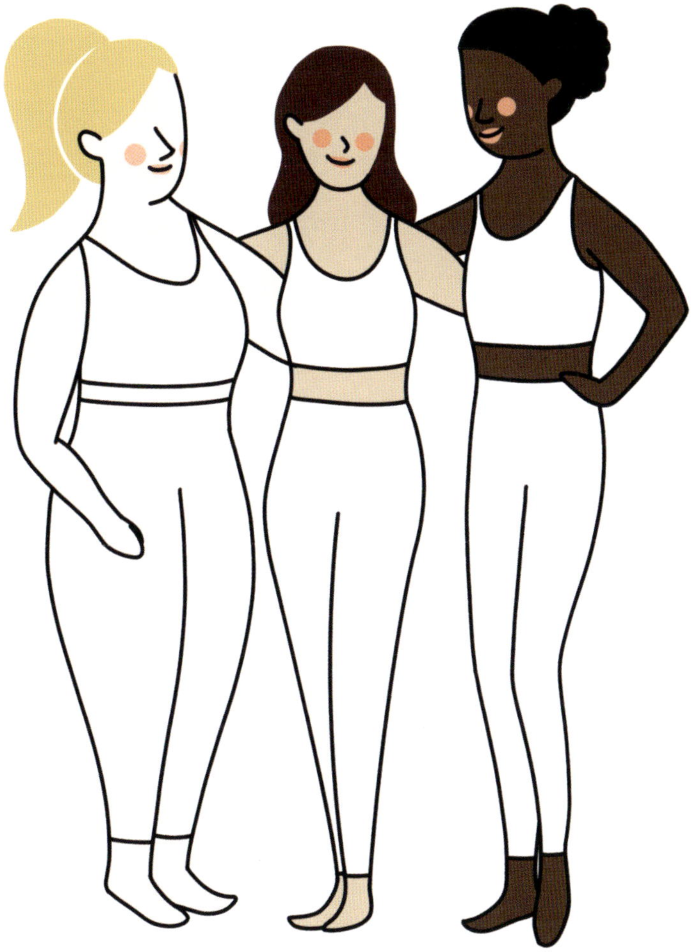

#20

Die Lerntriade

Sie ist das letzte Tool in diesem Buch und auch eines der wichtigsten.

Nutze die Lerntriade als Leitfaden, um so viel wie möglich über deine Yogapraxis zu lernen.

Selbstpraxis ist per Definition eine Reise des Lernens: über Yoga und über dich selbst. Jedes einzelne Mal, wenn du deine Matte betrittst, lernst du sehr viel über beide Aspekte.

Verschiedene Quellen zu Hilfe zu nehmen, maximiert und festigt das Gelernte. Dieses Tool wird dir helfen, die gesamte Lerntriade im Yoga voll zu nutzen.

Aber was soll eine Lerntriade überhaupt sein? Gut, dass du fragst!

Lernen besteht aus drei Komponenten: unterrichtet werden, Selbststudium und Erfahrung. Jede Komponente wirkt sich auf die jeweils anderen aus.

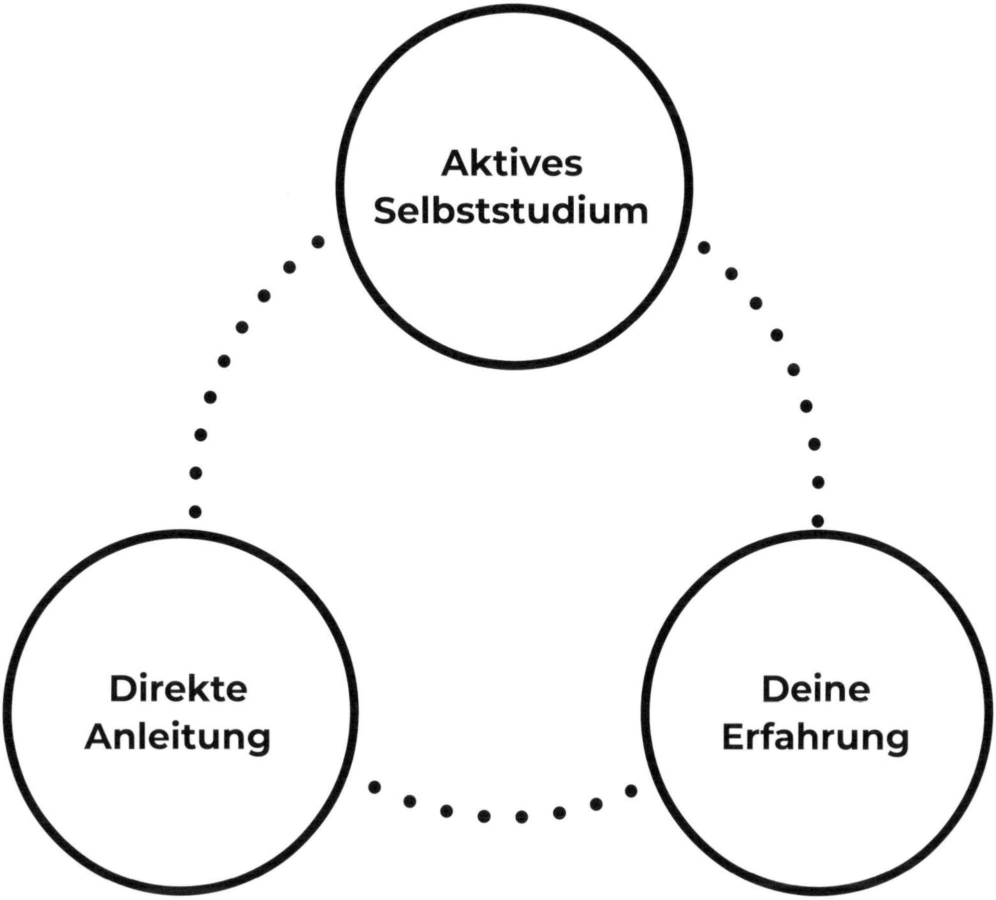
Aktives
Selbststudium
Direkte
Anleitung
Deine
Erfahrung

Wir alle haben eine natürliche Vorliebe, wie wir am besten lernen ...

... vielleicht von einer Lehrerin bei einer Yogastunde, allein mithilfe von Youtube-Videos oder Büchern oder durch Ausprobieren auf unserer Matte.

Stelle dir beim Betrachten der Triade zwei Schlüsselfragen:

1. **Nutzt du die Komponente voll aus, die dir von Natur aus am meisten liegt?**
2. **Gibst du dir Mühe, die anderen beiden zu erkunden?**

Gewisse Faktoren in unserem Leben geben vor, in welchem Ausmaß das möglich ist: Geld, Zeit, Wohnort, Yoganiveau und Selbstbewusstsein. Das ist in Ordnung! Denke dir bei den beiden Fragen daher »so gut es meine Fähigkeiten und aktuellen persönlichen Umstände erlauben« dazu.

Denke einfach daran, dass dies eines der effektivsten Instrumente ist, wenn du in eine Routine verfällst, frustriert bist oder dein Yogaerlebnis vertiefen möchtest. Denn:

Je mehr du lernst, desto mehr praktizierst du. Je mehr du praktizierst, desto mehr lernst du.

Dafür eignet sich Instagram hervorragend!

Siehe Tool #19 »Deine Community finden«

Ab Seite 266 erhältst du Vorschläge für weiterführende Literatur.

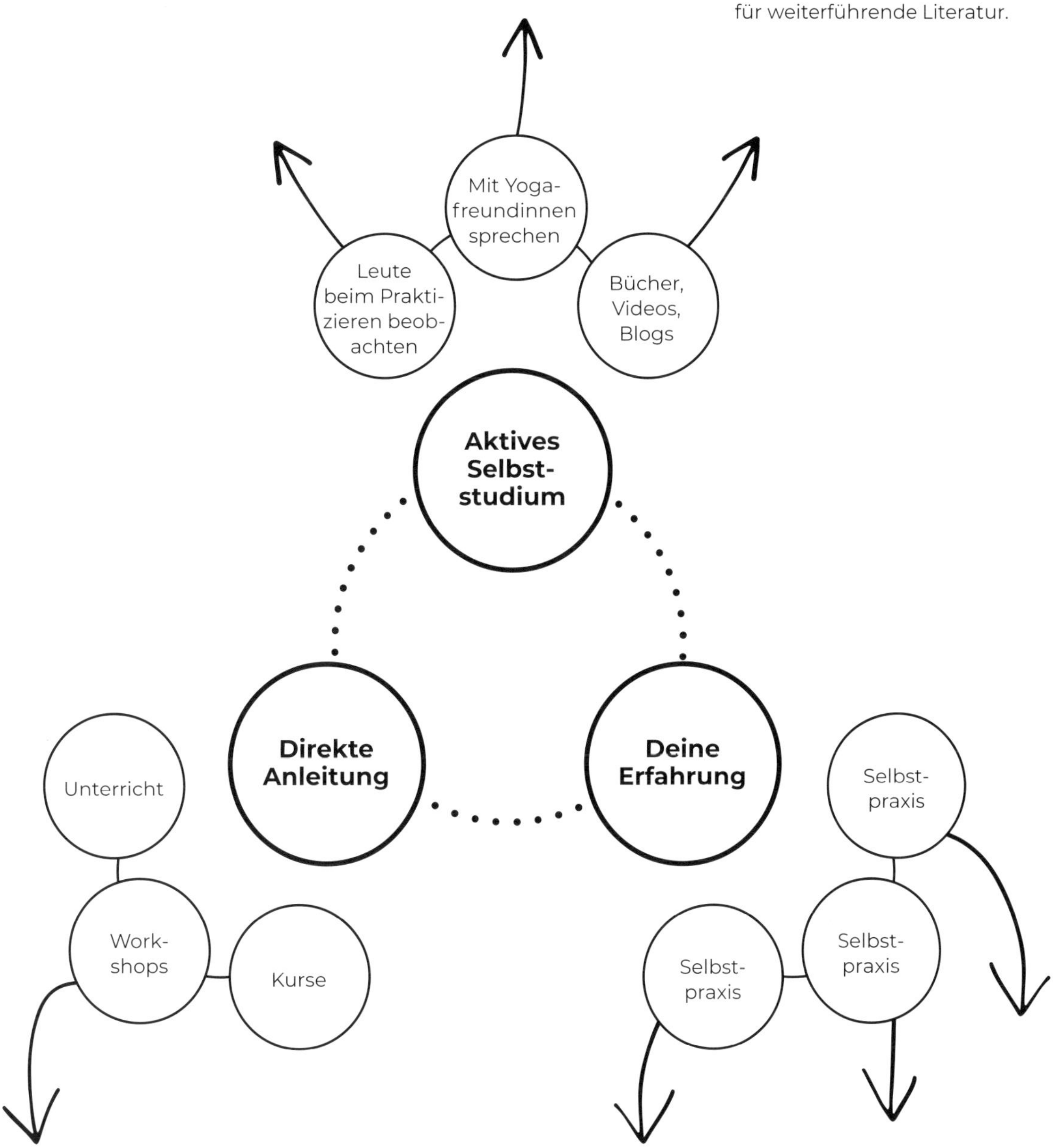

Meiner Meinung nach bieten Workshops das beste Preis-Leistungs-Verhältnis, auch im Hinblick auf die investierte Zeit.

Erkennst du meine Vorliebe? Selbststudium und Unterricht sind essenzielle Lernwerkzeuge. Aber nur Selbstpraxis bringt dir echte Erfahrung – gerade weil du dabei auf dich allein gestellt bist!

6

Antworten auf deine Fragen

Jahrelang hielt ich Disziplin
fälschlicherweise für Ehrgeiz.

Jetzt glaube ich, dass es dabei eher
um Regelmäßigkeit geht.

Gehe auf deine Matte. Praxis und Leben
unterscheiden sich nicht sonderlich stark.

Judith Hanson Lasater

Fragen und Antworten

Dieses Selbstpraxis-Ding ist nicht leicht. Wenn es leicht wäre, würde es jeder machen!

Es ist ganz natürlich, wenn du noch mehr Fragen hast oder sich auf deinem Weg weitere Fragen ergeben. Unten findest du einige der am häufigsten gestellten Fragen und die Antworten darauf.

Dir stehen auch noch andere hilfreiche Ressourcen zur Verfügung, um dort Fragen zu stellen, die im Folgenden nicht behandelt werden.

Instagram: Tipps, Inspiration und eine Community findest du unter @somewhat_rad und @yogaselfpractice.

Website (englischsprachig): www.yoga-self-practice.com

Bei so vielen Yogastilen, Lehrern und Arten des Lernens kann die erste Phase deiner Yogareise verwirrend sein.

Die gute Nachricht lautet, dass jede Yogini, die du auf Instagram oder in deinem Kurs anspruchsvolle Haltungen ausführen siehst, einmal da stand, wo du jetzt stehst.

Jede. Einzelne.

Welche Art von Yoga soll ich praktizieren?

Um dorthin zu gelangen, wo sie jetzt stehen, musst du zuerst entscheiden, welche Art von physischem Yoga, oder Asana, du machen möchtest und welche Art des Lernens am besten für dich funktioniert. Analysiere dafür Folgendes:

1. deinen aktuellen Stand bezüglich Fitness und Flexibilität,
2. deine Vorerfahrung in Sport/Bewegung/Tanz,
3. was du mit deiner Praxis erreichen möchtest.

Das Diagramm auf der gegenüberliegenden Seite gibt dir einen kurzen Überblick über die bekanntesten Yogastile und ihre Hauptmerkmale aus meiner Sicht.

Bedenke aber immer, dass die meisten Lehrer und Studios einen sehr großen Spielraum haben, um ihren Unterricht zu gestalten.

Das gilt vor allem für Stile wie Vinyasa (einschließlich Richtungen wie Jivamukti und Anasura) und Hatha (ein sehr weit gefasster Stil, bei dem der Schwerpunkt auf dem Halten individueller Posen und nicht auf den Bewegungen zwischen ihnen liegt).

Vielleicht triffst du auf eine Vinyasa-Lehrerin, die eine festgelegte Sequenz unterrichtet, oder eine Yin-Yoga-Lehrerin, die gern einen Flow zwischen Haltungen einfügt. Probiere verschiedene Kurse aus, bis du den für dich richtigen findest.

Kreativ

Stile ohne vorgegebene Sequenz: dein Lehrer entscheidet

Aktiv

Stile, bei denen du Posen aktiv hältst

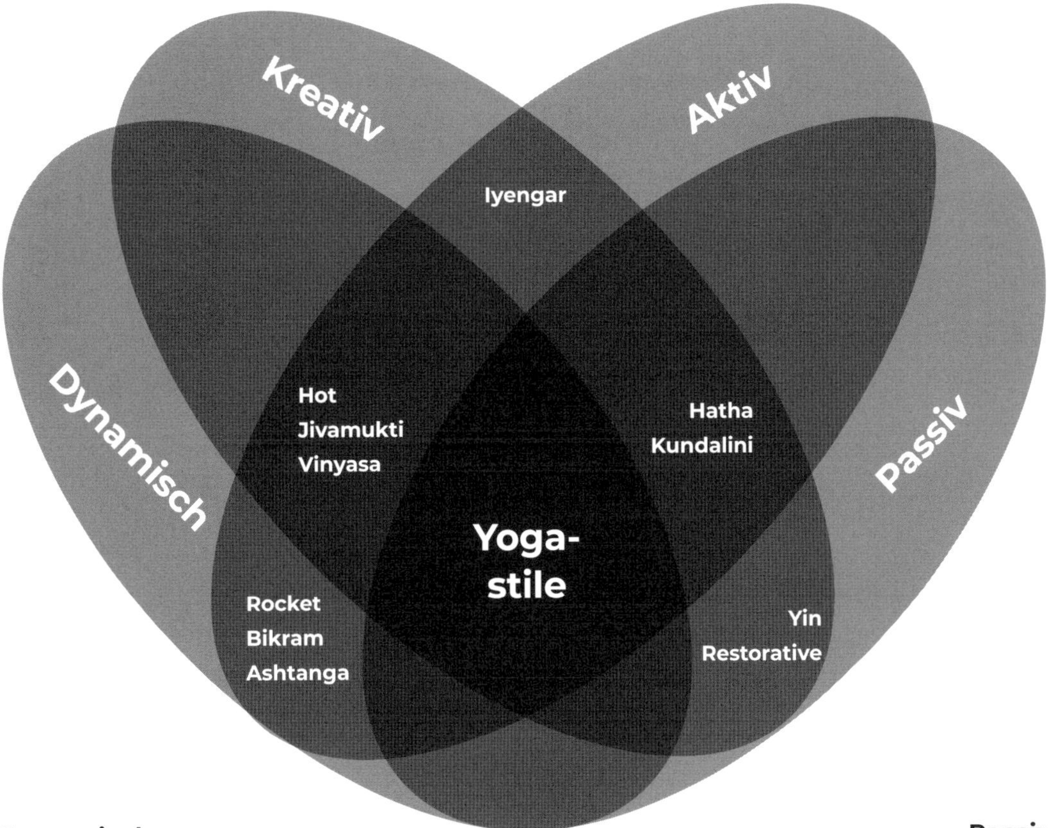

Dynamisch

Stile, bei denen du dich schnell bewegst und vermutlich ins Schwitzen kommst

Passiv

Stile, bei denen du in den Haltungen eher passiv bist

Man konzentriert sich oft vorschnell darauf, was man im Hinblick auf physische Aspekte kann oder nicht kann und was man durch Yoga erreichen will. Aber ich möchte dich wirklich ermutigen, darüber nachzudenken, welche Art von Erfahrung dir am besten gefällt.

Veränderungen passieren nur durch Beharrlichkeit. Du wirst dir Yoga nur zur Gewohnheit machen, wenn es dir Spaß macht.

Manche Menschen laufen zur Höchstform auf, wenn sie wie in einem Bootcamp trainieren und das Gefühl haben, sich bei einem Workout gequält zu haben. Aber auch wenn sich durch Yoga Kraft, Fitness und Flexibilität wunderbar steigern lassen, wird diese Einstellung vermutlich zu vielen – physischen und mentalen – Verletzungen führen, wenn du noch am Anfang deiner Yogareise stehst.

Finde stattdessen einen Stil, einen Kurs, eine Lehrerin, die dafür sorgen, dass Yoga dir Spaß macht. Vielleicht ist es nicht die intensivste Version, vielleicht verbrennst du nicht eine Million Kalorien und belastest die Muskeln nicht, bis du zitterst. Aber du erzielst bessere Ergebnisse, wenn du über einen längeren Zeitraum hinweg immer wieder praktizierst, statt nur an einer Handvoll Stunden teilzunehmen und dich dann nicht mehr zum Hingehen überwinden zu können, weil du dich dort wie eine Niete fühlst.

Das gilt vor allem, wenn du letztendlich allein praktizieren können möchtest.

Wie kann ich am besten lernen?

Du musst einen guten Kompromiss zwischen gewissen Gegebenheiten des modernen Lebens – Geld, verfügbare Zeit, Praktikabilität – und der Art und Weise finden, wie du am besten lernst.

Manchen von uns liegt das Praktizieren in einer Gruppe, auch wegen der zusätzlichen Motivation, die es mit sich bringt. Andere möchten sich lieber zurückziehen, in Ruhe lesen und es mit sich allein ausmachen.

Manche verfügen über den Luxus, sowohl Zeit als auch Geld in ihre Praxis investieren zu können, während andere dringendere Prioritäten haben und eine kostengünstigere Lösung benötigen.

Die Grafik auf der gegenüberliegenden Seite zeigt die unzähligen verfügbaren Optionen und verdeutlicht, wie viel du investieren musst, um einen gewissen Input von einem Lehrer zu erhalten.

Natürlich ist all das sehr individuell und hängt von den jeweiligen Umständen ab, aber im Allgemeinen führt eine Investition in eine der Optionen oben rechts in der Grafik wahrscheinlich dazu, dass du die Optionen unten links sicher und effektiv nutzen kannst.

Vergiss nicht, dass du zur Checkliste auf Seite 47 zurückblättern kannst, wenn du glaubst, für eine eigenständige Yogapraxis bereit zu sein.

Diese Grafik zeigt die unzähligen verfügbaren Optionen und verdeutlicht, wie viel du für einen gewissen Input von einem Lehrer investieren musst.

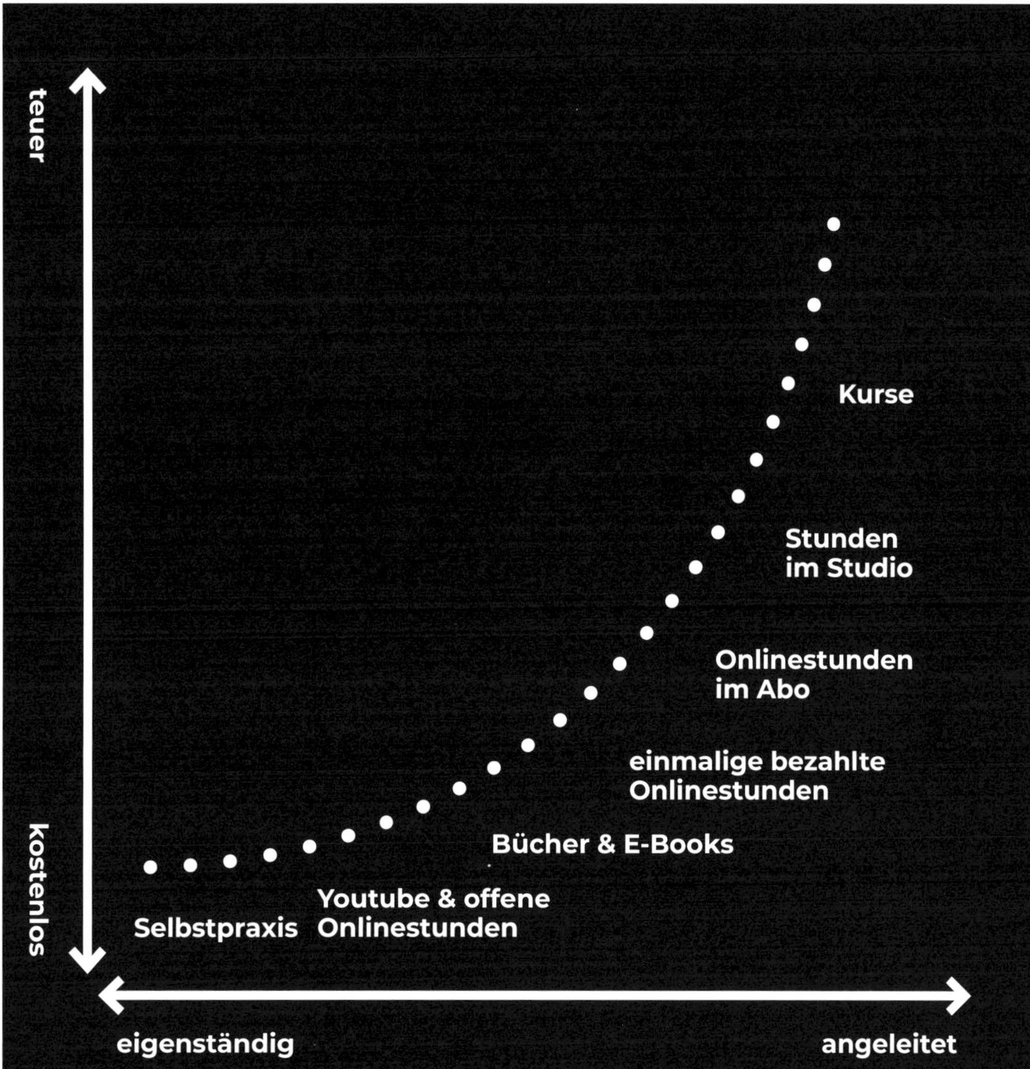

Was soll ich tun, wenn ich mir bei einer Haltung unsicher bin?

Informiere dich und lerne es. Klingt simpel, ich weiß, aber ich weiß auch, dass »simpel« nicht »einfach« bedeutet. Du kannst es dir durch ein Buch aneignen, von einem Lehrer lernen oder an einem Workshop teilnehmen. Es gibt so viele Optionen. Du musst nur herausfinden, was für dich funktioniert.

Dann kannst du zu deiner Selbstpraxis zurückkehren und aufbauend auf dem Gelernten Erfahrung sammeln. Tool #20, »Die Lerntriade«, hilft dir dabei.

Was, wenn ich die Haltungen falsch ausführe?

Dann kommt die »Yogapolizei«, nimmt dich fest, und du darfst nie wieder Yoga machen. Das war natürlich ein Witz! Ich möchte dich daran erinnern, dass man eine Pose nicht objektiv falsch ausführen kann.

Es gibt nur »falsch für deinen Körper« und »falsch für deine Ziele«. Beides kann sich von Tag zu Tag, von Praxis zu Praxis unterscheiden.

Die eine universelle Wahrheit für eine Yogapraxis, ob allein oder mit Anleitung, lautet, dass niemand sich verletzen möchte. Wenn du glaubst, dass du bestimmte Haltungen so ausführst, dass du dich vielleicht dabei verletzen könntest, dann lasse es. Suche dir Hilfe: Frage eine Lehrerin persönlich oder online, nimm an einer Yogastunde oder einem Workshop zu dem Problembereich teil oder vereinbare einen Termin bei einem Physiotherapeuten.

Wenn du dir unsicher bist, ob du so vorgehst, dass es für deinen Körper optimal ist, dann lass dir helfen oder lerne weiter. Befasse dich mit der Haltung, befasse dich mit deinem Körper. Sei vorsichtig. Im Laufe der Zeit wirst du es mit mehr Übung und Selbststudium herausfinden.

Ich bin verletzt. Soll ich trotzdem praktizieren?

Wenn du verletzt bist, solltest du grundsätzlich einen Arzt aufsuchen. Du hast nur einen Körper, und dieser Körper ist wertvoll. Behandle ihn auch so.

Wenn du eine Expertenmeinung eingeholt hast, kannst du entscheiden, ob du praktizieren solltest oder nicht. Manchmal ist das allerbeste Yoga kein physisches Yoga. Vielleicht hast du jetzt endlich Zeit, das Buch über Yogaphilosophie zu lesen?

Falls du und die medizinischen Fachleute der Meinung sind, dass du eine Art von Praxis durchführen kannst, überlege, wie du deine Praxis modifizieren möchtest. Einer der schönsten Aspekte von Yoga ist die Flexibilität: Vielleicht glaubst du, dass du eine Praxis nicht ohne Belastung der Hände, die Nutzung eines Fußes oder Rückbeugen machen kannst, aber es geht. Sie wird anders aussehen als eine Praxis ohne Verletzung, aber das ist in Ordnung.

Wenn du mit erfahrenen Yogis sprichst, werden die meisten dir erzählen, dass die Zeiten, in denen sie verletzt waren, zu ihren wertvollsten Lernerfahrungen zählen – sowohl über sich selbst als auch über ihre Yogapraxis. Es wird hart und du darfst dich dabei schlecht fühlen. Aber sobald die Zeit hinter dir liegt, bist du wahrscheinlich dankbar für das, was die Verletzung dich gelehrt hat.

Ich habe Angst, mich ohne Anleitung zu verletzen.

Wenn du es gewohnt bist, an angeleiteten Kursen teilzunehmen, wird es sich beängstigend anfühlen, keine Anleitung zu haben.

Sei vorsichtig, höre auf deinen Körper, filme dich und lasse deine Praxis Revue passieren (Tools #16, »Auf ›Aufnahme‹ drücken«, #17, »Der Rückblick«, sowie #18, »Tagebuch führen«). Nutze kluge Sequenzen (wie in den Tools #9, »Die Wellenpraxis«, und #10, »Die Minipraxis«, erläutert), um sicherzustellen, dass dein Körper für das bereit ist, was du von ihm verlangst.

Was, wenn ich vergesse, auf beiden Seiten genau das Gleiche durchzuführen?

Dann wird die »Yogapolizei« wieder deine Tür eintreten und dich festnehmen. (Konnte ich dich noch einmal zum Schmunzeln bringen?)

Wir alle vergessen einmal Haltungen oder führen sie in der falschen Reihenfolge aus, sogar die erfahrensten Lehrer in Stunden, die sie endlos lange vorbereitet haben.

Akzeptiere, dass es Teil der Praxis ist, Fehler zu begehen und weiterzumachen. Wenn du auf deiner Matte praktizierst und dort kleine Fehler machst, hilft dir dies abseits der Matte, wenn die Fehler folgenschwerer sind.

Hier sind einige praktische Tipps, die dich dabei unterstützen sollen, dich auf beiden Seiten gleichmäßig zu bewegen:

- Entscheide dich für einen einfacheren Flow. Es ist okay, wenn deine Praxis leichter gehalten ist! Im Laufe der Zeit und mit mehr Übung werden dir komplexere Flows nicht mehr schwerfallen und dir werden weniger »Fehler« unterlaufen. Versprochen.
- Beginne zur Abwechslung mal mit deiner nicht dominanten Seite. Dadurch ist das Gehirn häufig aufmerksamer und merkt sich den Ablauf für die zweite Seite besser.
- Du darfst auch mitten im Flow innehalten. Nimm das Kind oder den Herabschauenden Hund ein und versuche, dich zu erinnern, oder erinnere dich mithilfe des Videos, falls du dich gefilmt hast.

Nach ein oder zwei Haltungen oder Flows gerate ich ins Stocken und weiß nicht mehr, was ich als Nächstes tun soll.

Das ist vollkommen normal. Es dauert eventuell einige Wochen oder sogar Monate, bis das nicht mehr passiert. Es kann sehr frustrierend sein, aber genauso, wie niemand erwarten würde, eine neue, schwierige Haltung direkt beim ersten Mal ausführen zu können, wird man auch in der Selbstpraxis erst im Laufe der Zeit und mit kontinuierlichem Bemühen immer besser.

Dabei hilft vielleicht auch die Kombination verschiedener Tools aus diesem Buch und ein wenig Planung, bevor du die Matte betrittst. Nimm dir zwei Minuten Zeit – wirklich nicht mehr – und mache Folgendes:

- Suche dir eine Kategorie für deine Praxis aus: Nutze dafür Tool #1, »Die Haltungswahl«.
- Wähle etwas aus Tool #2, »Der Ideengenerator«, aus, um sie interessant zu gestalten.
- Nutze entweder Tool #9, »Die Wellenpraxis«, oder Tool #10, »Die Minipraxis«, und plane ganz grob deine Zeiteinteilung oder Abschnitte.
- Notiere all das auf einem Zettel, den du dir oben vor die Matte legen kannst.
- Los geht's.

Tool #11, »Das Mantra«, ist an Tagen wie diesen ebenfalls unverzichtbar! Sage dir zu Beginn und auch zwischendurch immer wieder, dass es in Ordnung ist, innezuhalten und darüber nachzudenken, was du als Nächstes tun möchtest. Es ist okay, wenn nicht alles perfekt und reibungslos abläuft. Es ist kein Problem, wenn du zweifelst, dich unbeholfen oder genervt fühlst. Die Praxis wird dir beibringen, all diese Gefühle zu akzeptieren.

Mache weiter. Du schaffst das!

Wenn ich allein praktiziere, lasse ich mich ablenken. Ist das normal? Wie kann ich es verhindern?

Natürlich ist das normal. Vielleicht ist es sogar ein Segen, den du nur noch nicht als solchen erkennst. Je öfter deine Gedanken abschweifen, desto häufiger kannst du den Bewusstseins-Fokus-Kreis üben, der ein sehr wirkungsvolles Ergebnis einer Yogapraxis ist.

Beobachte und erkenne die Ablenkungen an. Wenn sie deine Praxis komplett zum Stillstand bringen, dann kannst du sie vielleicht reduzieren, indem du beispielsweise in ein anderes Zimmer gehst oder zu einer anderen Tageszeit praktizierst. Wenn die Ablenkungen nur dazu führen, dass du weniger konzentriert bist, nutze die Gelegenheit, dich wieder zu fokussieren und weiterzumachen.

Es ist auch in Ordnung, eine Praxis zu unterbrechen, wenn jemand klingelt, ein Familienmitglied dir eine Frage stellt oder du etwas aus dem Ofen nehmen musst. Wenn deine Ansprüche so hoch sind, dass du nur praktizierst, wenn null Ablenkungen garantiert sind, wirst du vermutlich nie praktizieren. Tool #13, »Ansprüche herunterschrauben«, hilft dir in diesem Fall.

Tu, was du kannst, wann du es kannst. Sei stolz auf das, was du schaffst. Es ist genug. Du bist genug.

Wie finde ich Zeit für eine Selbstpraxis? Ich habe so viel zu tun!

Du musst deine Ansprüche herunterschrauben (Hallo, Tool #13, »Ansprüche herunterschrauben«); Zeiten finden, die für dich funktionieren (Hallo, Tool #15, »Die Zeit finden«); und es dir so leicht wie möglich machen, die Matte zu betreten (Hallo, Tool #14, »Mit der Matte anfreunden«).

Viele Menschen glauben, sie müssten morgens praktizieren, damit es sich um eine »echte« Praxis

handelt. Das ist super, wenn es morgens für dich funktioniert,
aber du kannst auch zu anderen Zeiten praktizieren. Finde heraus, was zu dir passt.

Dein Praxiszeitplan sieht an Wochentagen vielleicht ganz anders aus als an Wochenenden oder unterscheidet sich je nach Jahreszeit oder Lebensphase. Das ist nicht nur in Ordnung, sondern genau so, wie es sein sollte. Eine Praxis, die langfristig in dein Leben passt, wird dir immer geben, was du benötigst, auch wenn sich deine Bedürfnisse radikal verändern.

All meine Selbstpraxis-Einheiten sind so kurz. Mir gehen zu schnell die Ideen aus oder ich gebe zu schnell auf.

Verabschiede dich zunächst von der Vorstellung, dass eine lange Praxis gleichbedeutend mit einer guten Praxis ist. Vielleicht machst du schon genau das, was dein Körper und Geist tatsächlich brauchen.

Falls du deine Selbstpraxis aber wirklich verlängern möchtest, hilft dir Tool #9, »Die Wellenpraxis«, ebenso wie die Erstellung einer Playlist, die in Tool #3, »Musik«, thematisiert wird. Du musst dich nicht sklavisch an die vorgeschlagenen Zeiten halten, aber als Leitfaden für eine ganze Praxis helfen sie dir, längere Zeiträume auf deiner Matte optimal zu nutzen.

Zögere nicht, deine Praxis vor Beginn grob zu planen. Falls es dir hilft, kannst du diese Notizen und vielleicht auch eine Uhr mit auf die Matte nehmen, um die Zeit im Auge zu behalten.
Mit mehr Übung wirst du das immer seltener machen müssen – vor allem auf die Uhr sehen. Aber falls es dir hilft, dein Ziel einer längeren Praxis zu erreichen, dann tu es!

Wie erhalte ich die Motivation aufrecht, regelmäßig allein zu praktizieren?

Wir alle möchten auf unseren Körper hören, aber auch nicht zulassen, dass uns das faule Sofamonster in uns daran hindert, produktiv zu sein. Die Balance zwischen beidem zu finden, ist schwierig! Wann bedeutet nicht praktizieren, den Körper zu respektieren, und wann ist zu praktizieren die richtige Entscheidung?

In diesem Fall hilft dir Tool #12, »Was ist dein Warum?«, am besten. Du musst den ausschlaggebenden Grund, warum du Yoga in deinem Leben haben möchtest, herausfinden – ihn anerkennen, aufschreiben und auch die kleineren Ziele festhalten, auf die du hinarbeitest, um Yoga in dein Leben zu integrieren. Vor diesem Hintergrund kannst du die schwierigen Entscheidungen abwägen.

Nimm dir für dieses Tool Zeit. Ich weiß, dass man es leicht überspringt, aber jeder Augenblick, den du ihm widmest, wird sich auszahlen.

Bei meiner Selbstpraxis mache ich noch immer ständig dasselbe. Wie komme ich aus diesem Trott heraus?

Überprüfe ehrlich, welche Tools aus diesem Buch du nutzt und welche nicht. Dann gehe sie alle durch. Probiere neue Kombinationen und die verschiedenen Tipps und Tricks zu jedem Tool aus.

Die Tools #2, »Der Ideengenerator«, #3, »Musik«, #4, »Atmung«, #5, »Hineinhorchen«, #7, »Mal was Neues«, und #8, »Kreative Flows«, sind speziell dafür gedacht, neuen Schwung in deine Praxis zu bringen. Konzentriere dich daher zuerst auf sie.

Noch mehr hilfreiche Ressourcen findest du unter www.yoga-self-practice.com (englischsprachige Website).

Ich habe das Gefühl, keine Fortschritte zu machen.

Es ist viel leichter, die Komfortzone zu verlassen, wenn wir eine Lehrerin an unserer Seite haben, die uns ermutigt, etwas Neues auszuprobieren, oder wenn wir einem Onlinevideo mit wunderbaren Anweisungen Schritt für Schritt folgen können.

Sich bei der Selbstpraxis weiterzuentwickeln, kann aber deutlich produktiver und effizienter sein, weil du dir genau die Zeit nehmen kannst, die du benötigst, um an allen erforderlichen Elementen zu arbeiten. Die Tools #16, »Auf ›Aufnahme‹ drücken«, und #20, »Die Lerntriade«, helfen dir dabei.

Bei meiner Selbstpraxis strenge ich mich nicht so sehr an wie in einem Kurs.

Du musst deine Einstellung zu diesem Thema überdenken. Yoga ist nicht Sport, Schinderei, Muskelaufbau oder Fitnesssteigerung – jedenfalls nicht nur. Beim Yoga geht es um viel mehr.

Allein eine Selbstpraxis zu beginnen, bedeutet, dass du hart an deiner Selbstdisziplin und Wahrnehmung arbeitest und dass du in dich hineinhorchst, um dich mit Unwohlsein wohlzufühlen und Unvollkommenheit zu akzeptieren.

Vielleicht schwitzt du nicht so viel oder machst weniger tiefe Bretthaltungen, vor allem wenn deine Selbstpraxis-Reise gerade erst begonnen hat. Aber du strengst dich auf vielerlei andere Arten an. Du arbeitest hart. Es handelt sich nur um eine andere Art von Arbeit.

Falls du trotzdem Lust auf einen schweißtreibenden, verrückten Kurs hast, bei dem die Muskeln brennen, dann nimm an einem teil! Oder nutze Tools wie Tool #2, »Der Ideengenerator«, Tool #3, »Musik«, oder Tool #4, »Atmung«, um neuen Pep in deine nächste Praxis zu bringen.

Ich finde [füge hier deine am meisten gefürchtete Haltung oder Haltungskategorie ein] wirklich furchtbar. Soll ich mich zwingen, sie in meiner Selbstpraxis durchzuführen?

Zu dieser Frage gibt es zwei gegensätzliche Sichtweisen. Die erste besagt: Beschäftige dich mit dem, wovor du Angst hast, weil diese Angst ein Hinweis darauf ist, woran du arbeiten solltest. Die zweite besagt: Wenn du dich zu Dingen zwingst, die dir keinen Spaß machen, stellst du dir eine zu hohe Hürde in den Weg und praktizierst letztendlich gar nicht.

Du musst selbst entscheiden, an welchem Ende des Spektrums du dich bewegst. Die Antwort kann sich für verschiedene Haltungen beziehungsweise Haltungskategorien unterscheiden. Vielleicht übst du zum Beispiel wegen einer alten Verletzung, die nie richtig verheilen wird, keine Handstände, oder du hältst dich von Rückbeugen fern, weil du dich nie lange genug damit beschäftigt hast, um dich gut dabei zu fühlen.

Wenn es dir schwerfällt, die für dich richtige Entscheidung zu treffen, gehe zurück zu Tool #12, »Was ist dein Warum?«. Den Grund für deine Praxis zu identifizieren, wird dir dabei helfen zu entscheiden, was für dich am besten ist.

Ich bin weit davon entfernt, all die komplizierten Haltungen auszuführen, die ich auf Instagram sehe, und fühle mich deswegen furchtbar.

Abonniere die Kanäle nicht mehr.

Abonniere generell keine Kanäle, derentwegen du dich schlecht fühlst.

Yoga ist für alle, unabhängig von der Kleidergröße, der Figur oder den Fähigkeiten. Genau deshalb hat die Community @yogaselfpractice es sich zur Aufgabe gemacht, diese Vielfalt zu zeigen.

Wir möchten, dass du ein aktives Mitglied dieser (englischsprachigen) Community wirst. Komme zu uns, stelle Fragen, kommentiere, teile. Wir würden uns freuen, wenn sie der Ort wird, an dem du deine Yoga-Community findest (denke an Tool #19).

Ich verstehe immer noch nicht, wie man all diese Tools benutzen soll.

20 Tools – das sind sehr viele Werkzeuge, vor allem, wenn du sie miteinander kombinierst … Es gibt über zwei Millionen Kombinationsmöglichkeiten. Hilfe!

Fange klein an. Fange mit etwas an, bei dem du dich gut fühlst. Vergiss nicht: Fünf Minuten sind genug. Du bist genug.

Ich weiß, dass man Yoga morgens machen sollte, aber ich kann nicht noch früher aufstehen. Was soll ich tun?

Du musst nicht morgens Yoga üben, damit es »zählt«. Wenn es abends günstiger für dich ist, praktiziere abends. Oder vielleicht kannst du kurz den Schreibtisch verlassen, um in der Mittagspause Yoga zu machen. Super!

Diese Praxis soll für dich funktionieren. Ignoriere die »Regeln«: Tu, was du kannst, wann du es kannst. Genau das ist Yoga.

Die Erfolgs-checkliste

Nehmen wir uns zu guter Letzt einen Augenblick Zeit, um deine Erfolge zu feiern: große, kleine und alle dazwischen.

Beim Yoga verfängt man sich leicht im endlosen Streben nach Mehr – mehr Haltungen, schwierigere Varianten, mehr Zeit auf der Matte, mehr, mehr, mehr.

Kreuze in der folgenden Liste alle Punkte an, die auf dich und deine Yogapraxis zutreffen, und füge deine eigenen hinzu. Sieh dir diese Liste an, wenn du Selbstzweifel hast.

- ◯ Ich habe meine erste Yoga-Selbstpraxis durchgeführt.
- ◯ Ich fühle mich sicherer im Hinblick auf meine Yogapraxis.
- ◯ Ich habe etwas Neues über meinen Körper gelernt, weil ich allein Zeit auf meiner Matte verbracht habe.
- ◯ Ich nehme den mentalen Nutzen der Selbstpraxis wahr.
- ◯ Ich fühle mich mittlerweile wohler dabei, mich während meiner Selbstpraxis unbeholfen zu fühlen.
- ◯ Ich werde besser darin, auf meinen Körper zu hören und zu verstehen, was er braucht.
- ◯ Ich habe es geschafft, weiterzupraktizieren, auch wenn der Flow auf der zweiten Seite nicht identisch war.
- ◯ Ich habe bei meiner Praxis verschiedene Musikgenres, oder keine Musik, ausprobiert.
- ◯ Ich glaube, dass jede Praxislänge oder -intensität genug ist.
- ◯ Ich habe versucht, etwas Neues zu lernen, und es in meiner eigenen Praxis ausprobiert.
- ◯ Ich führe meine Selbstpraxis regelmäßiger durch.
- ◯ Ich wandle meine Praxis ab, je nachdem, was ich an einem bestimmten Tag brauche.
- ◯ Ich habe verstanden, wie ich mein Asana verbessern kann, nachdem ich mir ein Video von mir selbst angesehen habe.
- ◯ Ich war nett zu mir, als es mir schwerfiel, für eine Yogapraxis die Matte zu betreten.
- ◯ Ich verstehe langsam, welche Tools ich unter verschiedenen Umständen nutzen kann.
- ◯ Ich schaffe es, in den meisten (oder allen!) meiner Selbstpraxen ein komplettes oder modifiziertes Savasana auszuführen.
- ◯ Ich erkenne physische Fortschritte bei manchen Haltungen meines Praxisrepertoires.
- ◯ Mir fällt es leichter, mich für eine Selbstpraxis zu motivieren.
- ◯ Ich habe 5 Tools ausprobiert.
- ◯ Ich habe 10 Tools ausprobiert.
- ◯ Ich habe 15 Tools ausprobiert.
- ◯ Ich habe alle 20 Tools ausprobiert!

7

Anhang

Allein konstante Praxis ist das Erfolgsgeheimnis.

Hatha Yoga Pradipika

Sanskrit: die Yogasprache

Yoga ist eine sehr alte Tradition, die aus Indien stammt: eine traditionelle Praxis mit indigenen Wurzeln.

Um wirklich Zugang zur Weisheit der Praxis zu erhalten, müssen wir als Praktizierende danach streben, diese lange und wunderbare Geschichte zu ehren. Die klassische Sprache Sanskrit zu lernen und zu benutzen, ist eine von vielen Möglichkeiten, wie wir das tun können.

Vor dem frühen 20. Jahrhundert überlebte Yoga genau dadurch, dass ein Lehrer Sanskrit mit einem Schüler sprach. Es war eine wirklich mündliche Tradition, die von Generation zu Generation weitergegeben wurde. Indem wir heute Sanskrit nutzen, würdigen wir alle, die vor uns kamen, verbinden uns mit ihnen und ehren sie auf eine sehr echte Art und Weise.

Viele der Sanskrit-Bezeichnungen haben tiefere Bedeutungen, die uns weitere Einblicke in den ursprünglichen Zweck jeder Haltung gewähren und uns daran erinnern, dass Yoga so viel mehr ist als reine Bewegung.

Während der Abschnitt zur Haltungswahl sowohl die deutschen als auch die Sanskrit-Bezeichnungen für die Posen enthält, habe ich mich nach reiflicher Überlegung entschieden, im restlichen Buch überwiegend auf die Sanskrit-Namen zu verzichten. Letztendlich hoffe ich, dass es die richtige Entscheidung war, in einem Buch für Menschen, die sich eher am Anfang ihrer Yogareise befinden, die Lesbarkeit und den Zugang zu erleichtern. Dieser Abschnitt dient aber dazu, dir dabei zu helfen, dein Wissen über diese wundervolle Sprache zu erweitern und die wahren indischen und hinduistischen Wurzeln des Yoga zu ehren.

Auf den folgenden Seiten findest du zwei Versionen eines einfachen Asana-Glossars. Eines ist geordnet nach den deutschen Bezeichnungen für die Haltungen, eines nach den Sanskrit-Bezeichnungen. Nutze diese Glossare, um dein Wissen auszubauen und deine Verbindung zu der jahrhundertealten Geschichte und Yogagemeinschaft zu vertiefen.

Vergiss nicht, dass du auf www.yoga-self-practice.com (englischsprachige) Blankoversionen sowohl der Haltungswahlvorlage als auch aller anderen Vorlagen im Buch herunterladen und/oder ausdrucken kannst.

Asana-Glossar Deutsch – Sanskrit

Deutsch	Sanskrit
Acht-Winkel-Haltung	*Astavakrasana*
Adler	*Garudasana*
Armdruck-Haltung	*Bhujapidasana*
Balancierender Seitenwinkel	*Visvamitrasana*
Baum	*Vrksasana*
Berg	*Tadasana*
Bogen	*Dhanurasana*
Boot	*Paripurna Navasana*
Bretthaltung	*Kumbhakasana*
Delfin	*Ardha Pincha Mayurasana*
Demütiger Krieger	*Baddha Virabhadrasana*
Doppelte Taube	*Agnistambhasana*
Einbeinige Haltung des Koundinya I	*Eka Pada Koundinyasana I*
Einbeinige Haltung des Koundinya II	*Eka Pada Koundinyasana II*
Einbeinige Königstaube I	*Eka Pada Rajakapotasana I*
Einbeinige Königstaube II	*Eka Pada Rajakapotasana II*
Fisch	*Matsyasana*
Gebundener gestreckter seitlicher Winkel	*Baddha Parsvakonasana*
Gebundener Halbmond	*Ardha Chandra Chapasana*
Gedrehte Kopf-Knie-Haltung	*Parivrtta Janu Sirsasana*
Gedrehter seitlicher Winkel	*Parivrtta Parsvakonasana*
Gedrehtes Dreieck	*Parivrtta Trikonasana*
Gefallener Engel	*Devaduuta Panna Asana*

Gegrätschte Vorbeuge	*Prasarita Padottanasana*
Gestreckte Berghaltung	*Urdhva Hastasana*
Gestreckter seitlicher Winkel	*Utthita Parsvakonasana*
Gestrecktes Dreieck	*Utthita Trikonasana*
Göttin	*Utkata Konasana*
Großzehenhaltung	*Padangusthasana*
Halbe stehende Vorbeuge	*Ardha Uttanasana*
Halber Drehsitz	*Ardha Matsyendrasana*
Halber Schulterstand	*Viparita Karani*
Halb gebundener Lotus in der stehenden Vorbeuge	*Ardha Baddha Padmottanasana*
Halbmond	*Ardha Chandrasana*
Haltung des Weisen Marichi I	*Marichyasana I*
Haltung des Weisen Marichi III	*Marichyasana III*
Handstand	*Adho Mukha Vrksasana*
Hand-Zeh-Streckung	*Utthita Hasta Padangusthasana*
Happy Baby	*Ananda Balasana*
Heldensitz	*Virasana*
Herabschauender Hund	*Adho Mukha Svanasana*
Heraufschauender Hund	*Urdhva Mukha Svanasana*
Heuschrecke	*Salabhasana*
Hoher Ausfallschritt	*Utthita Ashwa Sanchalanasana*
Kamel	*Ustrasana*
Kind	*Balasana*
Kinnstand	*Ganda Bherundasana*
Kobra	*Bhujangasana*
Kompass	*Parivrtta Surya Yantrasana*
Kopf-Knie-Haltung	*Janu Sirsasana*

Kopfstand	*Sirsasana*
Krähe	*Kakasana*
Kranich	*Bakasana*
Krieger I	*Virabhadrasana I*
Krieger II	*Virabhadrasana II*
Krieger III	*Virabhadrasana III*
Kuh	*Bitilasana*
Kuhgesicht	*Gomukhasana*
Leuchtkäfer	*Tittibhasana*
Liegende Drehung	*Supta Matsyendrasana*
Liegende Hand-Fuß-Haltung	*Supta Padangusthasana*
Liegende Taube/Nadelöhr	*Supta Kapotasana*
Liegender Held	*Supta Virasana*
Liegender Schmetterling	*Supta Baddha Konasana*
Offene Winkelhaltung	*Upavistha Konasana*
Paradiesvogel	*Svarga Dvijasana*
Pfau	*Mayurasana*
Pflug	*Halasana*
Pyramide	*Parsvottanasana*
Rad	*Urdhva Dhanurasana*
Reiher	*Krounchasana*
Schaukel	*Lolasana*
Schildkröte	*Kurmasana*
Schlinge	*Pasasana*
Schmetterling	*Baddha Konasana*
Schneidersitz	*Sukhasana*

Schulterbrücke	*Setu Bandha Sarvangasana*
Schulterstand	*Salamba Sarvangasana*
Seitliche Krähe	*Parsva Kakasana*
Seitlicher Ausfallschritt	*Skandasana*
Seitstütz	*Vasisthasana*
Sitzende Vorbeuge	*Paschimottanasana*
Spagat	*Hanumanasana*
Sphinx	*Salamba Bhujangasana*
Standspagat	*Urdhva Prasarita Eka Padasana*
Stehende Vorbeuge	*Uttanasana*
Stock	*Dandasana*
Stuhl	*Utkatasana*
Super Soldier	*Viparita Parivrtta Surya Yantrasana*
Tänzer	*Natarajasana*
Taube	*Kapotasana*
Tiefe Bretthaltung	*Chaturanga Dandasana*
Tiefe Hocke	*Malasana*
Tiefer Ausfallschritt	*Anjaneyasana*
Tiger	*Vyaghrasana*
Tor	*Parighasana*
Schiefe Ebene	*Purvottanasana*
Umgekehrte Stockhaltung	*Dwi Pada Viparita Dandasana*
Unterarmstand	*Pincha Mayurasana*
Unterarmstütz	*Makara Adho Mukha Svanasana*
Waage	*Tolasana*
Wild Thing	*Camatkarasana*

Asana-Glossar Sanskrit – Deutsch

Sanskrit	Deutsch
Adho Mukha Svanasana	Herabschauender Hund
Adho Mukha Vrksasana	Handstand
Agnistambhasana	Doppelte Taube
Ananda Balasana	Happy Baby
Anjaneyasana	Tiefer Ausfallschritt
Ardha Baddha Padmottanasana	Halb gebundener Lotus in der stehenden Vorbeuge
Ardha Chandra Chapasana	Gebundener Halbmond
Ardha Chandrasana	Halbmond
Ardha Matsyendrasana	Halber Drehsitz
Ardha Pincha Mayurasana	Delfin
Ardha Uttanasana	Halbe stehende Vorbeuge
Astavakrasana	Acht-Winkel-Haltung
Baddha Konasana	Schmetterling
Baddha Parsvakonasana	Gebundener gestreckter seitlicher Winkel
Baddha Virabhadrasana	Demütiger Krieger
Bakasana	Kranich
Balasana	Kind
Bhujangasana	Kobra
Bhujapidasana	Armdruck-Haltung
Bitilasana	Kuh
Camatkarasana	Wild Thing
Chaturanga Dandasana	Tiefe Bretthaltung
Dandasana	Stock

Devaduuta Panna Asana	Gefallener Engel
Dhanurasana	Bogen
Dwi Pada Viparita Dandasana	Umgekehrte Stockhaltung
Eka Pada Koundinyasana I	Einbeinige Haltung des Koundinya I
Eka Pada Koundinyasana II	Einbeinige Haltung des Koundinya II
Eka Pada Rajakapotasana I	Einbeinige Königstaube I
Eka Pada Rajakapotasana II	Einbeinige Königstaube II
Ganda Bherundasana	Kinnstand
Garudasana	Adler
Gomukhasana	Kuhgesicht
Halasana	Pflug
Hanumanasana	Spagat
Janu Sirsasana	Kopf-Knie-Haltung
Kakasana	Krähe
Kapotasana	Taube
Krounchasana	Reiher
Kumbhakasana	Bretthaltung
Kurmasana	Schildkröte
Lolasana	Schaukel
Makara Adho Mukha Svanasana	Unterarmstütz
Malasana	Tiefe Hocke
Marichyasana I	Haltung des Weisen Marichi I
Marichyasana III	Haltung des Weisen Marichi III
Matsyasana	Fisch
Mayurasana	Pfau
Natarajasana	Tänzer
Padangusthasana	Großzehenhaltung

Parighasana	Tor
Paripurna Navasana	Boot
Parivrtta Janu Sirsasana	Gedrehte Kopf-Knie-Haltung
Parivrtta Parsvakonasana	Gedrehter seitlicher Winkel
Parivrtta Surya Yantrasana	Kompass
Parivrtta Trikonasana	Gedrehtes Dreieck
Parsva Kakasana	Seitliche Krähe
Parsvottanasana	Pyramide
Pasasana	Schlinge
Paschimottanasana	Sitzende Vorbeuge
Pincha Mayurasana	Unterarmstand
Prasarita Padottanasana	Gegrätschte Vorbeuge
Purvottanasana	Schiefe Ebene
Salabhasana	Heuschrecke
Salamba Bhujangasana	Sphinx
Salamba Sarvangasana	Schulterstand
Setu Bandha Sarvangasana	Schulterbrücke
Sirsasana	Kopfstand
Skandasana	Seitlicher Ausfallschritt
Sukhasana	Schneidersitz
Supta Baddha Konasana	Liegender Schmetterling
Supta Kapotasana	Liegende Taube/Nadelöhr
Supta Matsyendrasana	Liegende Drehung
Supta Padangusthasana	Liegende Hand-Fuß-Haltung
Supta Virasana	Liegender Held
Svarga Dvijasana	Paradiesvogel

Tadasana	Berg
Tittibhasana	Leuchtkäfer
Tolasana	Waage
Upavistha Konasana	Offene Winkelhaltung
Urdhva Dhanurasana	Rad
Urdhva Hastasana	Gestreckte Berghaltung
Urdhva Mukha Svanasana	Heraufschauender Hund
Urdhva Prasarita Eka Padasana	Standspagat
Ustrasana	Kamel
Utkata Konasana	Göttin
Utkatasana	Stuhl
Uttanasana	Stehende Vorbeuge
Utthita Ashwa Sanchalanasana	Hoher Ausfallschritt
Utthita Hasta Padangusthasana	Hand-Zeh-Streckung
Utthita Parsvakonasana	Gestreckter seitlicher Winkel
Utthita Trikonasana	Gestrecktes Dreieck
Vasisthasana	Seitstütz
Viparita Karani	Halber Schulterstand
Viparita Parivrtta Surya Yantrasana	Super Soldier
Virabhadrasana I	Krieger I
Virabhadrasana II	Krieger II
Virabhadrasana III	Krieger III
Virasana	Heldensitz
Visvamitrasana	Balancierender Seitenwinkel
Vrksasana	Baum
Vyaghrasana	Tiger

Vorlagen

Die folgenden Blankovorlagen können alle (in englischer Sprache) unter www.yoga-self-practice.com heruntergeladen und/oder ausgedruckt werden.

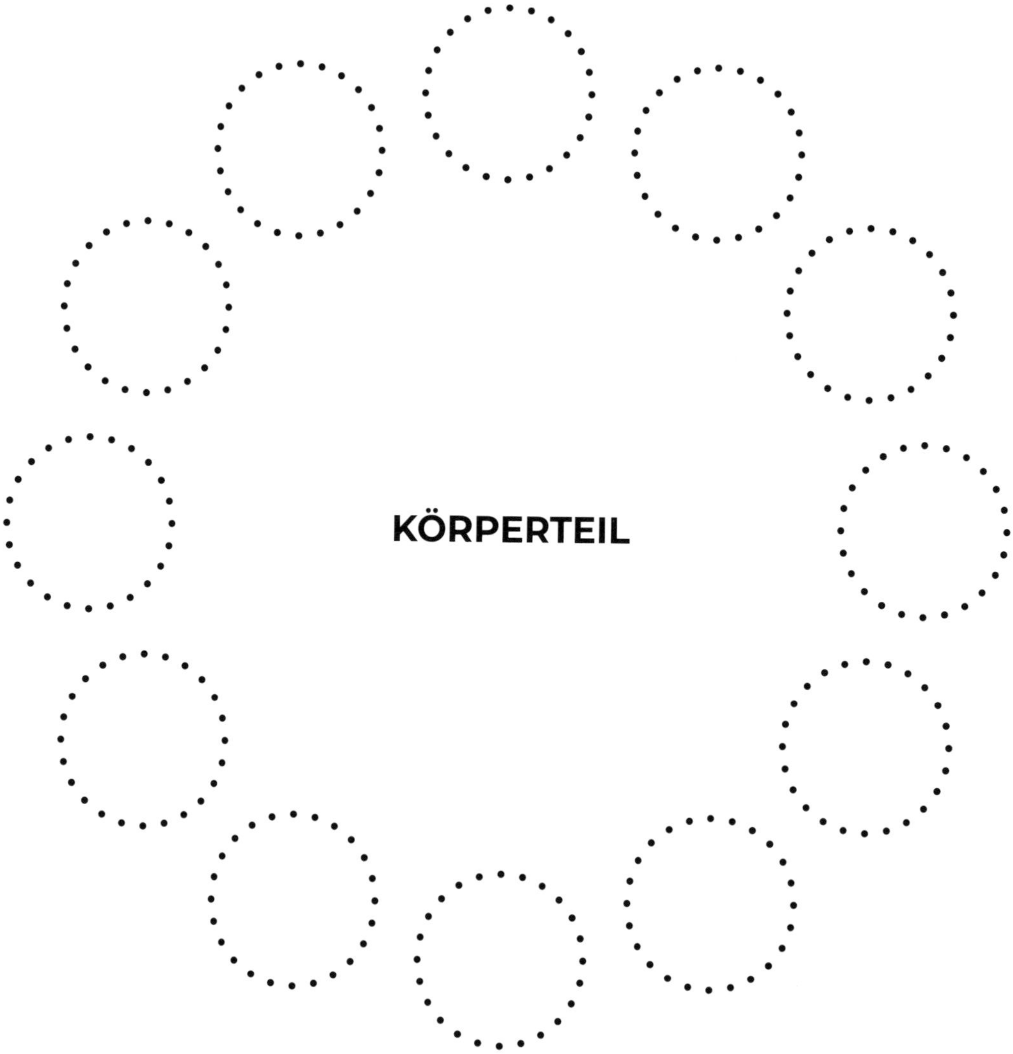

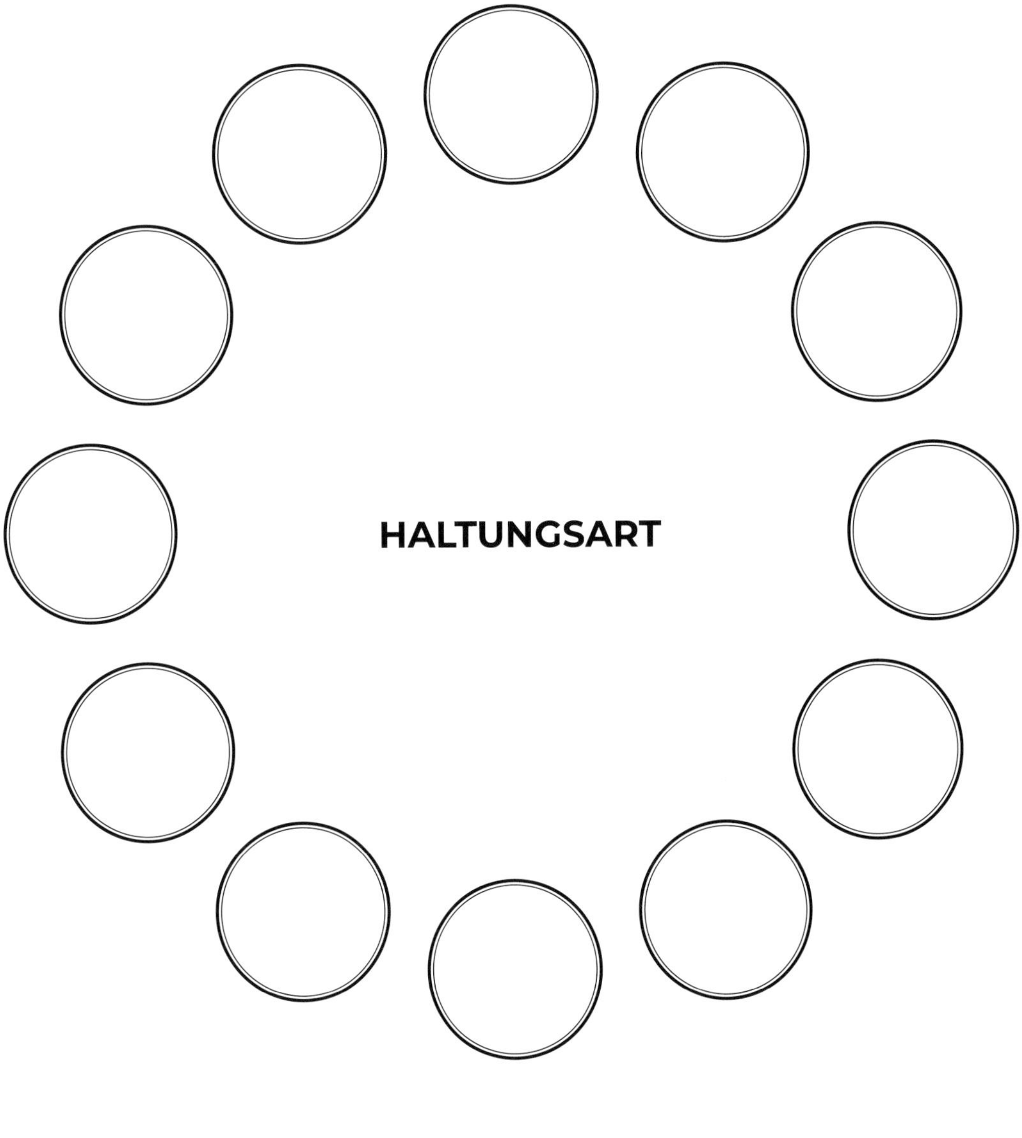
HALTUNGSART

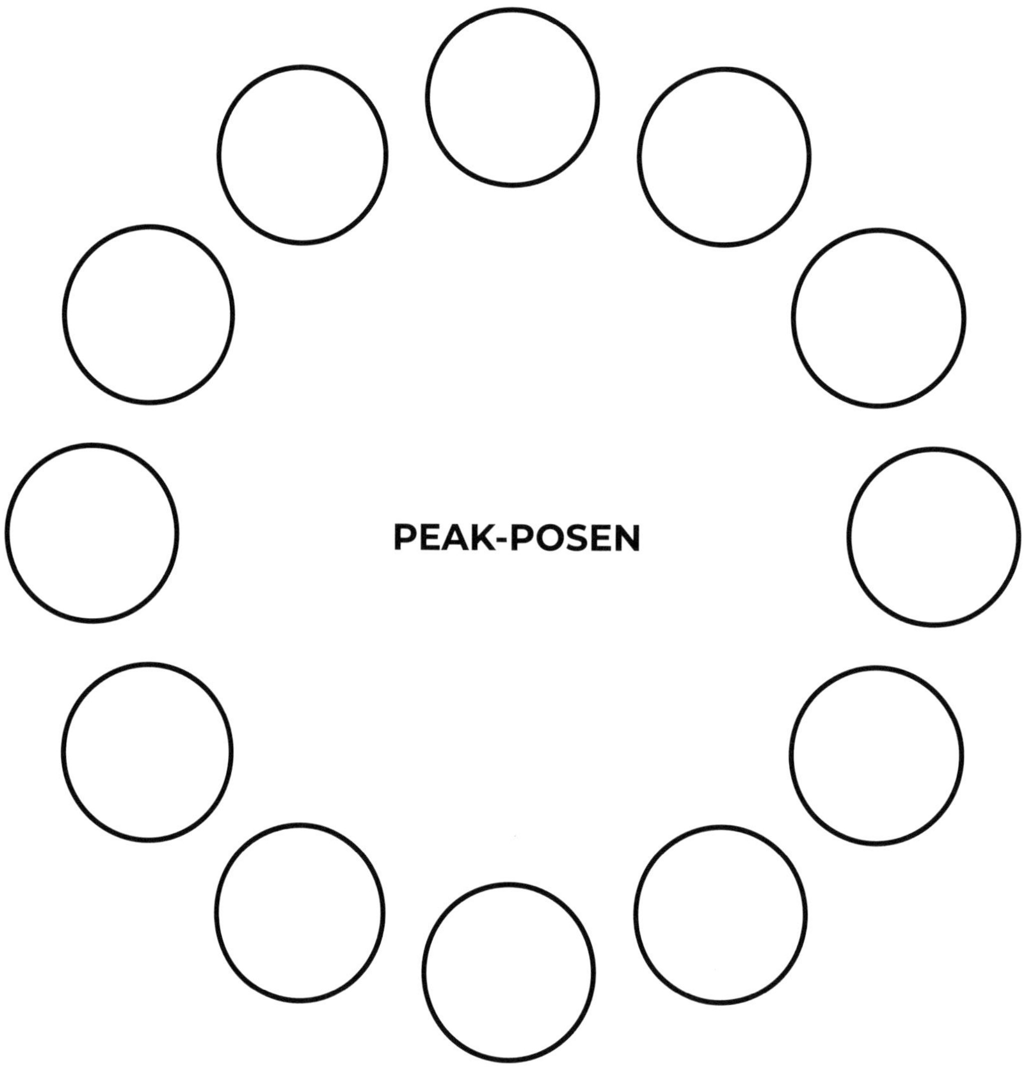
PEAK-POSEN

Peak-Pose	Haltungsart	Körperteil	

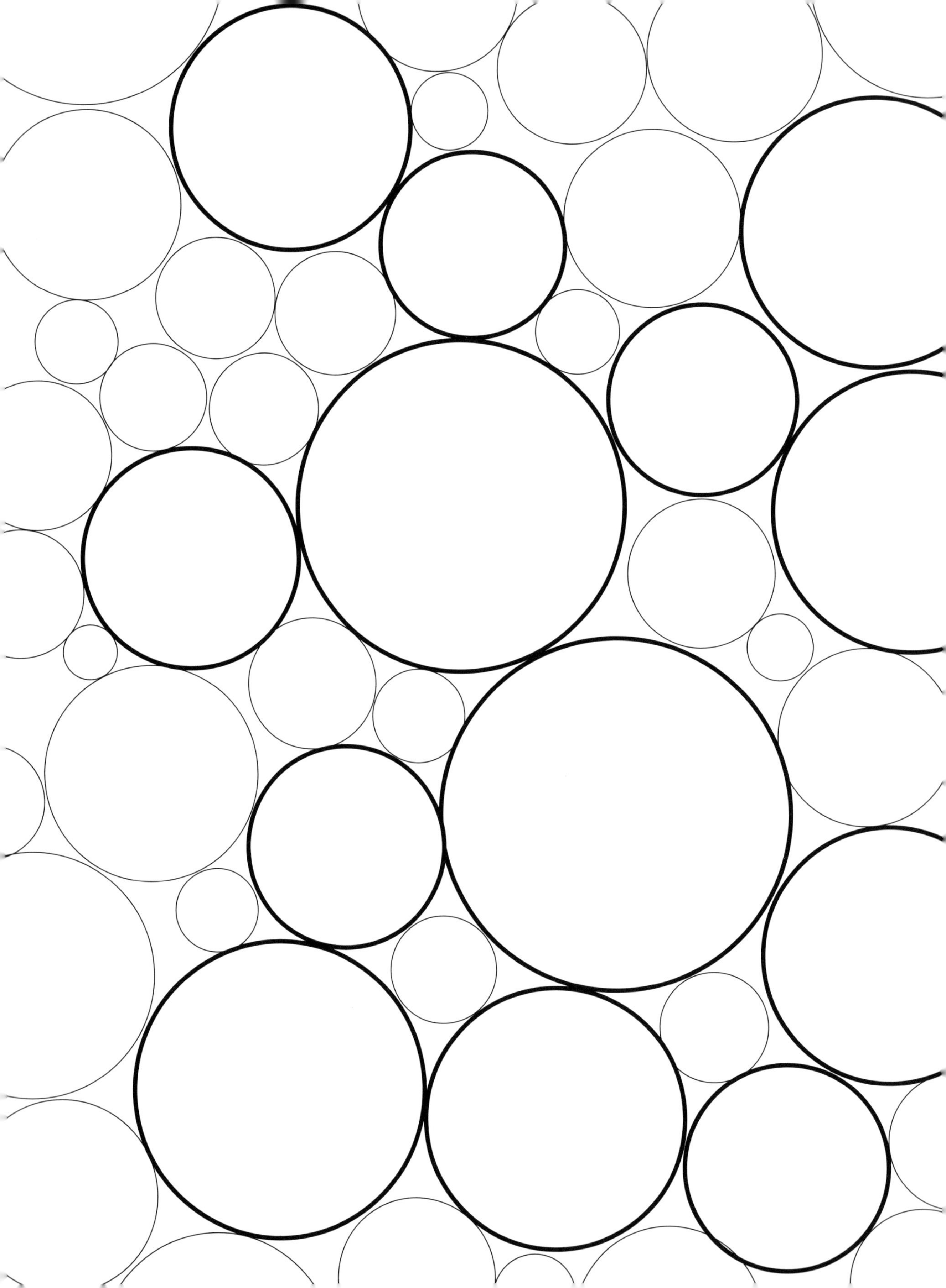

Der Ideen-generator

Selbstpraxisziele

A-KISS-Ziele

Meine Checkliste für den Rückblick

Was hat funktioniert?
Was hat nicht funktioniert?
Wie hat es sich angefühlt?
Was war schwer?
Was fiel mir leicht?
Was könnte ich nächstes Mal anders machen?
Was hat mich am meisten überrascht?

Tagebuchvorlage für eine Woche

	Selbstpraxis		Angeleitete Stunden	
Montag				
Dienstag				
Mittwoch				
Donnerstag				
Freitag				
Samstag				
Sonntag				
Zeit gesamt				

Tagebuchvorlage für eine Praxis

Datum:		**Praxisinfo**	

Was ich gemacht habe:
Wie es sich anfühlte:
Memo an mich:

Tagebuchvorlage mit Yoga-Stichwörtern

Praxisinfo	

Lieblingshaltung(en) heute:
Schwierigste Haltung(en) heute:
Was hat funktioniert, was nicht:
Was war schwer, was einfach:
Etwas, das ich nächstes Mal anders machen möchte:
Etwas, das mich in meiner Praxis überrascht hat:

Notizen für meine Yoga-Selbstpraxis

Weiterführende Literatur

Mit weiterführender Literatur über Yoga könnte man sich ein Leben lang beschäftigen. Unten ist eine kleine Auswahl an Büchern aufgelistet, die hoffentlich nützlich für diejenigen ist, die sich noch in der Anfangsphase der jahrelangen Reise befinden. Diese Bücher haben mir definitiv geholfen. Manche der Titel wurden in die deutsche Sprache übersetzt, andere sind nur in englischer Sprache erhältlich.

Anatomie und Haltungen

Little, Tias (2016): *Yoga of the Subtle Body: A Guide to the Physical and Energetic Anatomy of Yoga*. Shambhala Publications, Inc.
Ein praktisches Handbuch über die Anatomie des physischen, mentalen, emotionalen und energetischen Körpers aus Yogasicht.

Kaminoff, Leslie; Matthews, Amy (2013): *Yoga-Anatomie*. riva Verlag
Ein illustriertes Handbuch über Haltungen, Bewegungen und Atemtechniken.

Avison, Joanne Sarah (2015): *Yoga, Fascia, Anatomy and Movement*. Handspring Publishing
Ein Buch, das eine Brücke zwischen der Anwendung traditioneller Anatomie und Erfahrungen aus der Yogapraxis (und -lehre) baut, und zwar mittels einer intensiven Betrachtung von Faszien – dem Bindegewebe, das alle von uns ganz buchstäblich zusammenhält.

Farhi, Donna (2000): *Yoga Mind, Body & Spirit*. Henry Holt and Co.
Dieses Buch konzentriert sich auf 75 voll illustrierte Asanas mit Beschreibungen ihrer Ausführung und ihres Nutzens. Farhi verbindet diese klar und prägnant mit den philosophischen Grundsätzen einer Yogapraxis.

Iyengar, B. K. S. (2010): *Licht auf Yoga: Das grundlegende Lehrbuch des Hatha-Yoga*. O.W. Barth Verlag
Ein klassischer Text für moderne Yogaschüler. Er enthält Schritt-für-Schritt-Anleitungen mit Fotos für verschiedene Praxisniveaus, einen Leitfaden zur Yogaatmung und eine Einleitung in die Yogaphilosophie.

Lacerda, Daniel (2016): *Yoga – 2100 Asanas: Harmonie für Körper & Geist*. Good Life Books by Fackelträger
Ein Fotobuch mit über 2100 verschiedenen Yogahaltungen.

Yoga allgemein

Freeman, Richard (2010): *The Mirror of Yoga: Awakening the Intelligence of Body and Mind.* Shambhala Publications, Inc.
Richard Freeman gibt einen Überblick über die vielen Lehren, Praxen und Schriften, die die Basis aller Yogaschulen bilden. Er zeigt, wie die unzähligen Formen miteinander verbunden sind.

Iyengar, B. K. S. (2007): *Licht fürs Leben: Die Yoga-Vision eines großen Meisters.* O.W. Barth Verlag
Iyengar geht mit uns die physischen, emotionalen, mentalen, intellektuellen und spirituellen Elemente einer Yogapraxis durch und zeigt uns, warum Yoga in erster Linie eine Lebensweise ist.

Broad, William J. (2013): *Yoga: Was es verspricht – und was es kann.* Herder Verlag
Dieses Buch stützt sich auf über 100 Jahre wissenschaftliche Forschung, um die positiven Auswirkungen und die möglichen Risiken einer Yogapraxis in der heutigen Zeit objektiv zu beleuchten. Es beschäftigt sich unter anderem mit der Wahrscheinlichkeit von Verletzungen, Gewichtsverlust, verbesserter Stimmung und den Auswirkungen auf die Fitness. Eine Pflichtlektüre!

Philosophie

Übersetzung und Kommentar von Satchidanandana, Sri Swami (2012): *The Yoga Sutras of Patanjali.* Integral Yoga Publications
Eine gründliche Auseinandersetzung mit den Versen des *Yoga-Sutra* (auf Sanskrit und Englisch) und ihren Bedeutungen.

Sadhguru (2017): *Die Weisheit eines Yogi: Wie innere Veränderung wirklich möglich ist.* O.W. Barth Verlag
Ein klarer und aufschlussreicher Ratgeber darüber, wie man seine innere Weisheit erwecken kann und diesen Prozess zu einer umsetzbaren Praxis macht. Verständlich, leicht und freudvoll. Muss man gelesen haben.

**Singer, Michael A. (2016): *Die Seele will frei sein*.
Allegria Taschenbuch Verlag**

Vivekananda, Swami (2007): *Raja-Yoga: Der Pfad der Konzentration. Phänomen-Verlag*
Dieses Buch behandelt verschiedene Arten von spirituellem Yoga – Bhakti, Karma –, zeigt dir deine eigene Willenskraft auf und vermittelt, wie du einen wahren Charakter entwickelst, während du gleichzeitig mehr über traditionelle hinduistische Geschichten erfährst.

Meine Geschichte

Meine Yogareise begann buchstäblich mit einem Knall, als ich im Sommer 2015 mit dem Rad auf dem Weg zur Arbeit im Zentrum von London von einem Lieferwagen angefahren wurde.

Ich war Ende 20 und hatte erst sechs Monate zuvor mit dem Radfahren begonnen: Mehr »Sport« hatte ich bis dahin noch nie in meinem Leben getrieben. Ich war KEINES von den Mädchen, die in der Schule als Erste in Sportmannschaften gewählt wurden.

Doch nachdem ich neun Jahre lang jeden Tag lange am Schreibtisch gesessen und gearbeitet hatte, wollte ich mein Leben auf sanfte Weise ein bisschen aktiver gestalten. Das Pendeln mit dem Rad zur Arbeit schlug zwei Fliegen mit einer Klappe und erschien mir deshalb sehr passend.

Sogar das gebrochene Schlüsselbein und die schwere Schulterverletzung, die ich mir bei dem Unfall zuzog, konnten mich nicht aufhalten: Sechs Wochen später saß ich wieder auf dem Rad.

Etwa weitere sechs Monate später konnte ich meinen rechten Arm jedoch noch immer nicht über Schulterhöhe heben oder hinter meinen Rücken bringen, um meinen BH zu schließen. Und das, obwohl ich einige Monate lang physiotherapeutisch behandelt worden war ... (nun ja, ich hatte einmal pro Woche meinen Termin wahrgenommen, aber überhaupt keine der Übungen gemacht, die ich zu Hause hätte durchführen sollen).

In unserer letzten Sitzung empfahl mein Physiotherapeut mir, Yoga auszuprobieren. Genauer gesagt, Iyengar-Yoga: eine Yogarichtung, die für ihre heilende Wirkung bekannt ist. Sie zeichnet sich durch langes, starkes Halten der Posen, langsame, bewusste Bewegungen und äußerste Konzentration auf die Ausrichtung aus – perfekt für Verletzte, nicht mehr ganz so Junge und alle, für die Yoga oder körperliche Bewegung etwas Neues ist. Also probierte ich es aus.

Etwa die ersten sechs Monate, in denen ich ein bis zwei Yogastunden pro Woche nahm, waren hart. Mein kaputter Körper und sprunghafter Geist schafften nicht mehr Yoga als das. Meine Fortschritte waren schmerzhaft langsam. Beinahe 30 Jahre schlechte Körperhaltung und die Unkenntnis über meinen Körper und seine Bedürfnisse zu kompensieren, fühlte sich manchmal wie ein Ding der Unmöglichkeit an.

Doch langsam wurde es besser. Ich genoss meine Zeit auf der Matte um ihrer selbst willen, statt dadurch nur das reparieren zu wollen, was offensichtlich kaputt war.

Als ich grundlegende Kraft und Flexibilität hinzugewann, streckte ich meine Fühler aus, probierte Vinyasa-Yoga aus und war verliebt. Mehr Yogastunden, mehr Zeit, mehr Geduld und ein Einblick in die Magie der Yoga-Community über Instagram führten dazu, dass ich im Mai 2017 in meiner 200 Stunden umfassenden Ausbildung zur Yogalehrerin steckte, während ich gleichzeitig mehr als Vollzeit als Investmentbankerin in der City of London arbeitete.

Denn auch wenn Yoga meine Leidenschaft ist – ich leidenschaftlich gern Yoga praktiziere, unterrichte und andere daran teilhaben lasse –, ist es nur eine von mehreren Leidenschaften. Meine erfolgreiche Karriere im Finanzwesen verfolge ich ebenfalls leidenschaftlich. Mein Mann ist meine Leidenschaft. Und der wundervolle Sohn, den wir kürzlich gemeinsam auf die Welt brachten, ist meine Leidenschaft.

Mir gefällt es, ein Leben voller Leidenschaften zu führen. Aber wenn man sich für viele Dinge interessiert, ist es häufig eine Herausforderung, sie alle in nur 24 Stunden unterzubringen.

Als sich meine Karriere weiterentwickelte und meine Familie wuchs, wurde es weniger leicht, mir die Zeit zu nehmen, um zum Yogastudio zu fahren und an Unterrichtsstunden teilzunehmen. Bei so vielen Dingen, die meine Zeit beanspruchten, fiel es mir immer schwerer, genau die Yogakombination zu finden, die ich an einem bestimmten Tag praktizieren wollte, sei es im Studio, in Onlinestunden, Büchern oder sozialen Medien. Daher verbrachte ich immer mehr Zeit allein auf meiner Matte.

5 Minuten, 20 Minuten, 90 Minuten, 200 Minuten und alles dazwischen. Ich probierte, scheiterte, experimentierte. Ich probierte und scheiterte immer wieder daran, mich von meinem Körper, meinem Kopf und meinem Geist auf der Matte leiten zu lassen.

Ich nahm noch immer an möglichst vielen Kursen teil, weil ich am besten von einem echten Lehrer lerne. Und Lernen muss auf dem Weg der Yoga-Selbstpraxis immer eine Priorität sein.

Doch in den Stunden, die ich allein auf meiner Matte verbrachte (na gut, mit meinen beiden Katzen, wie mein Instagram-Kanal beweist), festigte ich das Gelernte und lernte zunehmend weiter über mich selbst.

Als ich mehr davon in den sozialen Medien teilte, wurde ich erst gelegentlich, dann ständig gefragt, wie ich gelernt hätte, allein einen Flow zu gestalten. Ich begann, in meiner Heimatstadt London meine Yoga-Selbstpraxis-Workshops zu veranstalten. Aber wenn man nur drei Stunden Zeit hat, kann man nicht auf alles eingehen.

Das führte hierzu: einer ausführlichen Ressource, um dir zu helfen, mit deiner Yoga-Selbstpraxis zu beginnen, sie weiterzuentwickeln und zu verbessern. Einer Ressource, die du mitnehmen und immer nutzen kannst, wenn du sie brauchst.

Es ist der Ratgeber, den ich mir gewünscht hätte. Ich hoffe nur, dass die Lektionen, die er enthält, so hilfreich für dich sind, wie sie es für mich waren.

Alles Liebe

RAD xx

Über die Autorin

Rebecca Anderton-Davies, auch als »RAD« und »Somewhat RAD« bekannt, praktiziert und unterrichtet Yoga. Sie hat eine Online-Community gegründet und ist Autorin, Investmentbankerin, Ehefrau und Mutter.

Yoga wurde Teil ihres Lebens, nachdem sie in ihren späten Zwanzigern auf dem Rad auf dem Weg zur Arbeit von einem Lkw angefahren worden war. Etwa sechs Monate später machten ihr die Verletzungen noch immer zu schaffen. Auf den Rat eines Physiotherapeuten hin begann sie mit Yoga. Anfangs konnte sie nicht einmal ihre Zehen berühren, doch Schritt für Schritt meisterte sie viele Herausforderungen und wurde schließlich qualifizierte Yogalehrerin.

Gleichzeitig trieb sie ihre Karriere als Investmentbankerin voran und wurde Mutter eines energiegeladenen Sohns.

Rebeccas Botschaft, die sie auch mit ihrer Instagram-Community (@somewhat_rad) teilt, lautet: eine maßgeschneiderte, kreative, eigenständige Yogapraxis zu entwickeln, die sich auch in den vollsten Terminkalender integrieren lässt.

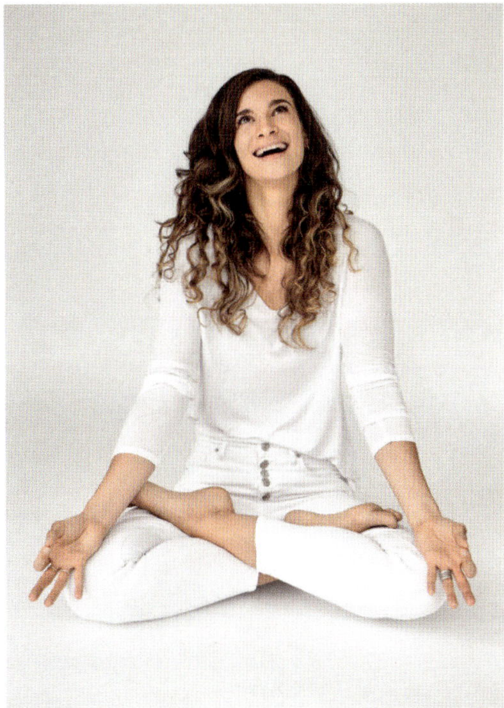

Seit 2017 gibt Rebecca Workshops zur Yoga-Selbstpraxis. 2018 gründete sie die Community »Yoga Self-Practice«, in der echte Menschen, die echtes Yoga praktizieren, sich online repräsentiert sehen können. Diese Community ist mittlerweile größer als ihr persönlicher Account und gab ihr die Idee zum Buch *Mein Yoga, mein Flow*, dem Tool, mit dem sie Leserinnen ermöglichen möchte, eine eigene Yoga-Selbstpraxis zu entwickeln und aufrechtzuerhalten.

Dank

Nick

Mein Chefredakteur, mein Cheerleader, Prüfer meines Verstands, mein alles! Danke, dass du daran geglaubt hast, dass ich es schaffen kann, auch neben der Arbeit und mit einem Baby. Danke, dass du dafür gesorgt hast, dass ich die Zeit und den Raum habe, auch wenn es kürzere Familienspaziergänge, weniger Kilometer auf deinem Fahrrad oder mehr Abende bedeutete, an denen ich vor mich hin tippte und dir keine Beachtung schenkte. Wir waren schon immer entsetzlich glücklich, doch in den letzten Monaten, in denen wir zusammen unseren Sohn betreut und an all dem gearbeitet haben, ist unser Glück noch einmal gewachsen, wie ich es mir nie hätte ausmalen können. Ich liebe dich mehr, als du dir jemals vorstellen kannst.

Simon

Ein überragender Designer. Es war ein Privileg, dir dabei zusehen zu dürfen, wie du dieses Buch zum Leben erweckt hast. Ich bewundere dein Talent. Natürlich war ich schon immer stolz, deine Zwillingsschwester zu sein, aber es war mir eine große Freude, mit dir zusammen an diesem Projekt zu arbeiten. @agentbright777

Shani

Eine überragende Lektorin, Freundin, Yogini, Professorin, Mutter. Wenn Kalifornien doch nicht so weit weg wäre ...

Hannah

Meine Zuhörerin und Beraterin in so vielen Punkten, die das Leben und Yoga und Muttersein betreffen. Danke fürs Zuhören, als ich auf dich eingeredet habe, und fürs Versichern, dass es möglich ist.

Adell und Celest

Eure Praxis, eure Freundschaft, Leidenschaft und Intelligenz haben mir so viel Kraft und noch mehr Inspiration gegeben. Dafür kann ich euch nur danken.

Chiara

Meine begnadete Illustratorin. Danke, dass du meine Vision auf diesen Seiten umgesetzt hast.

Hier könnt ihr mehr von Chiaras wundervoller Arbeit sehen: www.acupofcreativity.eu

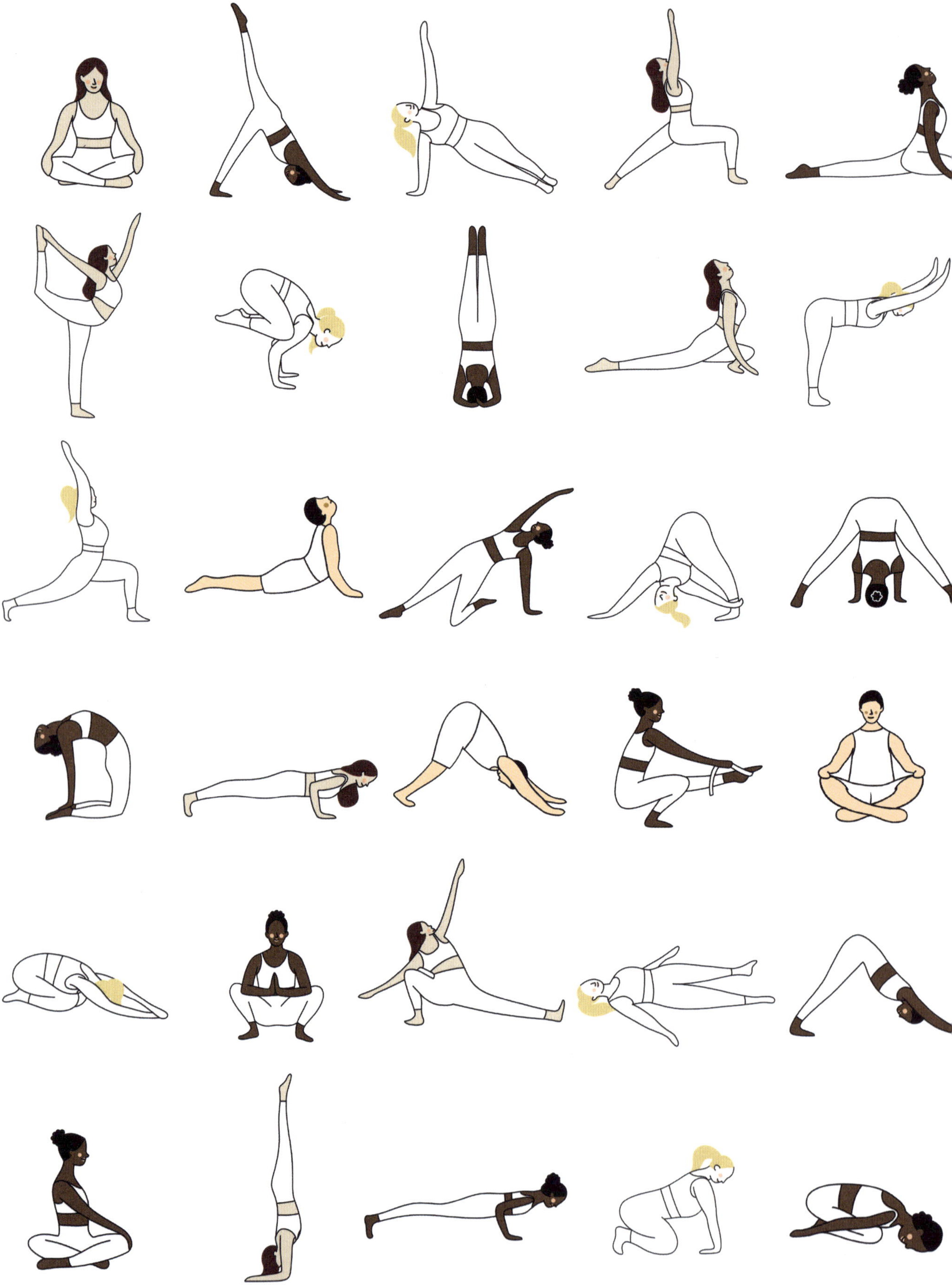